불면증,

즉각 벗어날 수 있다

하루아침에 불면증이 사라지는 놀라운 치유법

불면증을 치유하는 마음공부

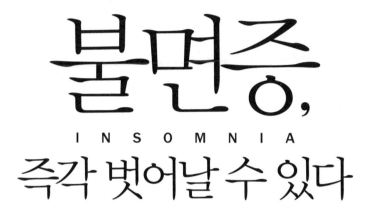

불면증,
INSOMNIA
즉각 벗어날 수 있다

김명주 지음

자유문고

머리말

불면증은 반드시 낫는다. 게다가 즉각 나을 수도 있다. 그런 예는 많다. 어떻게 그런 일이 가능한가? 이유는 간단하다. 불면증은 병이 아니기 때문이다. 불면증은 그저 잠에 대한 착각이자 잘못된 생각이 만든 일종의 무지상태다. 불면증이 병이라면 그 상태를 벗어나는 물리적인 시간이 소요되지만, 무지를 벗어나는 데는 시간이 걸리지 않는다. 잘못을 깨닫는 순간 무지는 소멸되고 무지가 일으킨 현상은 소멸된다. 오랜 불면증이 즉시 사라지는 것이 가능한 건 그런 이치다.

그러나 불면증을 고친다는 곳 어디서도 이런 이치를 말하지 않는다. 이유는 간단하다. 모르기 때문이다. 세상엔 불면증을 고친다는 책도 많이 있다. 그러나 어디에도 생각 하나를 바르게 먹는 순간 불면증이 사라질 수 있다는 말은 없다. 이유는 동일하다. 그 역시 모르기 때문이다. 모르는 이유는 무엇인가? 그건 그들이 불면증의 험난한 세계를 직접 겪어보지 못했거나, 불면증을 겪었다 해도 마음의 깊고 오묘한 세계에 제대로 천착하지 못했기 때문이다.

불면증에 대한 직접적 경험과 천착 없이 불면증을 안다고 하는 건 어불성설이다. 단언컨대 불면증을 겪지 못한 사람들은 불면증의 숨 막히는 고통과 처절함, 매 순간 밀려오는 극단적인 절망과 공포,

그리고 그것에서 어떻게 벗어날 수 있는지에 대한 완전한 앎이 결코 가능하지 않다. 그들이 불면증을 안다고 하는 건 롭쌍 람파의 말처럼 마치 비행에 관한 책을 읽었을 뿐인 사람이 자신이 모는 비행기로 당신을 안전하게 목적지에 데려다 줄 수 있다고 말하는 것과 같다.

생각 하나로 불면증이 사라질 수 있는 진실에 이르기까지 나는 험난한 과정을 겪어왔다. 나 역시 불면증에 걸려 사경을 헤맸다. 불면증이 있는 사람들이 하는 짓을 나 역시 다 해보았지만 아무 소용이 없었다. 세상 어디에도 길이 없다는 것을 확인하는 것은 죽음보다 더한 좌절이었다. 그러나 죽을 수는 없었기에 나는 하나의 결심을 했다. 그것은 스스로 나를 치유하는 것이었다. 그때부터 세상을 뒤지며 혹시라도 있을지 모르는 실낱같은 단서를 찾아 헤맸다. 살기 위해선 그 길밖에 없었으므로 나의 시도는 간절했고 처절했다. 그리고 거짓말처럼 하나의 길이 나타났고 그것을 통해 불면증을 벗어났다. 그것은 생명원리였다.

생명원리는 마음의 원리다. 그것은 모든 수행자들이 깨달음을 얻는 수행의 맥과 닮아 있다. 그러므로 생명원리의 자각으로 불면증을 벗어났다면 그건 깨달음의 한 조각을 얻은 것이나 같다. 나 역시 생명원리를 통해 불면증을 벗어났으며 그 과정에서 진리의 한 조각을 얻었다. 몇 년씩 몇 십 년씩 불면증을 앓아온 이들도 생명원리를 접하자 그 자각의 정도에 따라 불면증이 즉각적으로 사라지거나 호전되었으며, 그와 동시에 자신과 세상에 대한 정견을 얻었다. 이 책의 생명원리를 믿고 따르는 사람은 누구나 그 진실을 경험할 수 있다. 생명원리를 자신의 것으로 할 수 있다면 불면증을 벗어날 확률은 100%다.

이 책은 생명원리, 불면증을 벗어나는 마음공부, 상담에피소드, 치유사례로 구성되어 있다. 불면증 치유의 핵심을 원한다면 먼저 생명원리에 대한 정독을 권한다. 만일 불안, 걱정, 초조 등이 당장 급하다면 2장 불면증을 벗어나는 마음공부를 읽고 마음을 다스린 뒤 생명원리를 보는 것이 좋다. 상담에피소드는 대화형식으로 잠에 대한 사람들의 소소한 걱정거리를 풀어간다. 여기서도 일정 부분 도움을 얻을 수 있을 것이다. 치유사례는 사람들이 불면증에 걸린 이유와 치유과정, 결과를 담고 있다. 그 내용은 대부분 즉각적인 치유와 호전이다. 이것을 보면 오래 불면증을 앓아온 당신은 가슴이 벅찰 것이다. 당신도 충분히 그렇게 될 수 있다.

꽃에 대한 설명이 꽃을 대신할 수 없듯이, 생명원리에 대한 내 설명 역시 생명원리의 모든 것을 담았다고 하긴 어렵다. 하지만 이 책의 내용만으로도 불면증을 벗어나는 데 별로 부족함이 없을 것이다. 여기에 있는 부분적 진실만으로도 많은 사람들이 치유되었다. 모쪼록 이 책을 통해, 세상에 불면증이 없어지는 그날이 오기를 기다린다. 생명원리는 불면증의 온전한 해법이므로 그것은 충분히 가능하다.

2017년 6월 봉화산골에서

명주明柱

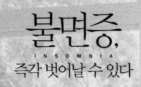

불면증,
INSOMNIA
즉각 벗어날 수 있다

제3장 상담 에피소드

제4장 생명원리의 치유사례

제1장 생명원리

1 불면증, 즉각 벗어날 수 있다

불면증은 즉각 벗어나거나 호전될 수 있다. 믿을 수 없는 얘기같지만 이것은 사실이다. 그러나 약을 먹거나, 운동을 하거나, 잠에 좋은 차나 음식을 먹는 등의 방식으로는 가능하지 않다. 불면증은 마음의 문제다. 그런데 많은 사람들이 마음속의 문제를 마음 밖의 방법으로 해결하려 든다. 위에 열거한 것이 모두 그런 방법들이다. 마음의 일을 마음 밖의 수단으로 해결하려는 것은 난센스다. 집안에서 잃어버린 열쇠를 집밖에서 찾는 시도가 성공할 수는 없다. 불면증의 온전한 해결은 마음에 달려 있다.

불면증이 마음의 문제고, 불면증의 해결은 온전히 마음에 달려 있으므로 불면증이 즉각 사라지고 정상수면이 되는 건 우연도, 기적도 아니다. 그것은 마음이 바뀜에 따라 일어나는 자연스런 결과다. 그러나 마음은 잘 바뀌지 않는다. 불면증을 치유하기 위해 어딘가를 가면 항상 '마음을 편히 하라'는 말을 듣게 되고, 또 그럴려고 노력하지만 마음은 좀처럼 편해지지 않는다.

불편한 마음을 바꾸려고 할수록 오히려 마음에 걸려 넘어지고 비틀거린다. 마음을 바꾸는 길은 따로 있다. 그것은 수면원리를 자각하는 것이다. 그것은 수면원리의 바탕인 생명원리를 자각하는 것이다. 생명원리를 자각하면 수면원리를 자각하게 되고, 그 진실에 공감하게 되면 그렇게 바꾸기 힘들었던 마음이 저절로 바뀐다. 이것이 잠에 대한 잘못된 마음을 바꾸는 바른 방법이다.

이것을 모른다면 잠에 대한 잘못된 생각과 마음이 달라지기 어렵다. 불면증 또한 즉각적으로 사라지거나 호전되는 것은 기대할 수 없는 일이 된다. 불면증은 낫기 어렵고, 오래된 불면증은 더 낫기 어렵다는 말은 그래서 나왔다. 따라서 불면증이 즉각 사라지거나 호전되는 데는 반드시 조건이 있다. 그건 생명원리를 자각하고 그것을 따르는 경우이다. 생명원리를 믿고 따른다면, 거기에 어떤 의심도 없다면, 아무리 오래된 불면증도 단번에 벗어날 수 있으며 최소한 획기적인 호전을 보이는 것은 의심의 여지가 없다. 이것은 본원을 다녀간 많은 사람들이 불면증에 걸린 기간과 상관없이 불면증이 즉각 사라지거나 호전된 결과를 통해 증명된 사실이다.

이 분들도 애초에 불면증이 그렇게 사라질 것을 기대하지 않았다. 오랫동안 병원을 전전하고, 할 수 있는 모든 방법을 다 써도 불면증이 낫지 않은 상태에서 지푸라기를 잡는 심정으로 나를 찾아오신 분들은 그저 혹시나 하는 마음이 전부였다. 그러나 혹시나 하고 본원을 찾은 그분들은, 생명원리를 자각하자 자신도 믿을 수 없는 극적인 반전에 입을 다물지 못했다. 그런 사람이 하나도 아니고 둘, 셋, 넷, 열을 넘어선다면 그건 생명원리에 의한 불면증 치유가 우연이 아니라 누구나에게 적용되는 진실임을 반증한다.

당신이 누구든, 얼마나 오래 불면증에 시달려왔든, 생명원리를 자각하고 생명원리의 진실이 가슴에 굳건히 새겨지는 순간, 불면증은 자동적으로 소멸되며 당신은 저절로 정상수면의 상태로 돌아간다. 그건 마치 불 꺼진 어두운 방에 불이 켜지는 것과 같다. 아무리 오래 어두웠던 방도 불이 켜지는 순간 즉시 밝아지며, 어두웠던 만큼의 시간이 필요한 것은 아니다. 불면증도 그렇다. 불면증이라는 당신의 방이 아무리 오래 어둠 속에 있었어도, 거기에 생명원리의 불이 켜지는 순간 불면증이라는 어둠은 순식간에 사라진다.

불면증이 단시간 내에 정상수면이 되는 것은 그 시간에 우리가 변하기 때문이다. 우리가 바뀌면 우리가 사는 세상이 바뀐다. 이것이 우리가 사는 세상을 바꾸는 유일한 방법이며 또 쉬운 방법이다. 우리는 변하지 않는데 우리가 사는 세상이 변하는 건 불가능하다. 당신은 가만히 있는데 바뀐 세상이 당신에게 다가와 손을 내미는 일은 없다. 따라서 당신이 사는 불면증이란 세상을 바꾸고 싶다면 당신이 바뀌어야 한다. 즉 당신의 마음이 바뀌어야 한다. 그것이 당신이 불면증이라는 세상을 벗어나는 유일한 방법이며 또 쉬운 방법이다.

전환의 포인트는 의식이다. 잠에 대한 당신의 의식이 획기적으로 전환된다면 당신의 불면증이 획기적으로 바뀐다. 잠에 대한 당신의 의식이 잘 바뀌지 않거나 바뀌는 데 시간이 걸린다면 당신의 불면증은 좀처럼 나아지지 않고 정상수면을 회복하는 데 시간이 걸린다. 생명원리에 대한 자각이 그 키key다. 당신이 잠의 생명원리를 자각하고, 그 자각이 가슴으로 내려가는 순간, 불면증이 만든 모든 공포와 불안은 신기루처럼 사라진다. 불면증이 즉각 사라지는 것은 덤이다.

2 불면증을 벗어나는 생명원리

우주는 하나의 생명이다. 우주가 움직이는 것은 하나의 생명작용이다. 별이 움직이는 것도, 지구가 도는 것도, 식물과 동물, 사람이 생명을 유지하는 것도 생명작용이 있어 가능한 일이다. 이런 생명작용의 바탕엔 생명원리가 있다. 눈에 보이든 보이지 않든, 우리가 알든 모르든, 작용이 있다는 것은 그것이 작용하는 원리가 있다는 의미다. 이제는 필수품이 된 핸드폰도 그것이 작동하는 하나의 원리에 기반해 있으며, 원리에 어긋나는 작동은 불가능하다. 인간이 만든 전자제품에도 그것이 구동되는 원리가 있다면, 우주가 움직이는 일에 어떤 원리가 있다는 것은 의심의 여지가 없다.

즉 생명작용이 있다는 것은 생명원리가 있다는 말이다. 그것이 별이든, 그것이 사람이든, 그것이 동식물이든, 모든 생명들은 생명원리에 의해 돌아가며 생명원리에 어긋나는 생명은 존재하지 못한다. 생명 그 자체인 우주가 생명원리를 바탕으로 하고, 생명작용인 잠 역시 생명원리를 바탕으로 하므로, 생명원리는 바로 우주원리며, 수면원리가 된다. 이를테면 잠이 오고 가는 원리는 몸이 작동하는 원리와 같고, 또 그것은 해가 뜨고 지고, 별이 움직이는 원리와 같다. 사실 알고 보면 우리 몸은 그저 작은 우주일 뿐 그 자체가 우주라는 것에는 아무런 차이가 없다.

이 생명원리는 하나의 우주인 우리의 생명작용을 관장하며 우리의 의식이 개입할 수 없는 생명영역을 커버한다. 예를 들어 우리가 밥을 씹어 삼킬 수는 있지만 음식의 소화는 개입할 수 없다. 아무리 생각과 의지를 발동해도, 음식이 목구멍을 넘어가는 순간 그것은 우리가 개입할 수 없는 영역으로 넘어간다. 사람들은 여기에 자율신경이란 말을 갖다 붙였다. 우리(두뇌)가 개입하지 않았는데도 위장이 저절로 꿈틀거리며 소화액을 뿜어내고 소화를 시키므로 자율신경이란 이름을 붙인 것이다.

그러나 "자율"이란 표현은 왜 그런지를 모른다는 말과 같다. 저절로 소화가 되는데 왜 그런지를 모르니 "자율"이란 말을 붙인 것이다. 숨도 알아서 들락거리고 심장도 알아서 뛰니 거기도 자율이란 말을 갖다 붙였다. 왜 그런지를 모르니 자율이란 말을 쓸 수밖에 없었겠지만, 자율이란 말은 우리가 그만큼 무지하다는 것을 단적으로 드러낸 것이라고 할 수 있다. 앞에서도 말했지만 인간이 만든 조잡한 제품 하나에도 그것을 만든 인간의 의도와 그것이 구동하는 원리가 들어 있는데 하물며 인간이란 오묘한 생명이 저절로 움직인다고 하는 것처럼 황당무계한 말은 없다.

우주에 '저절로'라는 건 없다. 우주는 원리에 의해 움직인다. 또 원리가 있다는 건 그것을 고안한 주체가 있다는 뜻이 된다. 만드는 자 없이 원리가 스스로 생기지 않는다. 우리는 거기에 창조주, 주인공, 신, 뿌리, 근원 등등의 이름을 붙인다. 이름은 중요하지 않다. 그건 말 그대로 명칭일 뿐이며 실체가 아니다. 다만 우리는 안다. 우주에는 무언가 불가지의 주체가 있으며 그 힘으로 우주가 돌아가고 생명이 꿈틀댄다는 것을.

생명원리를 쉽게 설명해보겠다. 애초에 하나의 씨앗이 있었다. 어느 순간 그 씨앗이 적당한 온도와 습도를 만나 뿌리를 내리고 땅을 꿰뚫고 나와 셀 수 없는 무성한 잎을 가진 나무로 자라났다. 나무는 뿌리와 줄기와 잎의 모습을 갖추고 나무에 달린 수많은 잎은 뿌리가 보내는 양분을 줄기를 통해 받는다. 이것은 우주의 모습과 같다. 우주는 근원에서 갈라져 나온 무수한 생명들로 이루어져 있고, 그 모두는 눈에 보이지 않는 에너지로 근원과 연결되어 있다. 먼지 하나도, 동식물도, 인간도, 저 하늘의 별도, 생명이 있는 모든 존재들은 모두 그 근원의 에너지로 먹고산다.

모든 생명이 근원의 힘으로 산다는 것은 내가 사는 것 역시 내 힘으로 사는 것이 아니라는 말과 같다. 심장이 박동하는 건 내가 아니라 근원이 하는 일이다. 잠도 같다. 잠과 심장박동은 동일한 생명작용이며, 그것은 근원이 하는 일이다. 우리의 모든 생명작용이 다 그렇다. 생명원리란 이런 근원과 생명의 상호연관성이다.

3 생명원리의 이해와 적용

우주가 생명원리에 의해 움직이지만 움직임을 일으키는 힘 자체는 보이지 않는다. 별이 움직이는 것은 보이지만 별을 움직이는 힘은 보이지 않는다. 해가 뜨고 지는 것은 보이지만 해를 움직이는 힘은 보이지 않는다. 몸이 움직이는 것은 보이지만 몸을 움직이는 힘은 보이지 않는다. 잠을 자고 깨는 것은 보이지만 잠을 오가게 하는 힘은 보이지 않는다. 그러나 볼 수 없어도 그 힘의 존재를 알 수 있다. 그건 마치 바람은 볼 수 없으나 펄럭이는 깃발로 바람의 존재를 알 수 있는 것과 같고, 전기를 볼 수는 없으나 불을 켜는 순간 전기의 존재를 알 수 있는 것과 같다. 작용이 있다는 것은 어떤 힘이 있다는 의미다. 생명작용엔 어떤 힘이 있다. 그 힘은 생명력이며 그 주체는 근원이다.

근원은 모든 생명을 돌본다. 그 돌봄은 신이 완전하듯 완전하며, 신이 조화롭듯 조화롭고, 신이 균형이듯 균형 잡혀 있다. 우리가 신경 쓰지 않아도 근원은 그 완벽함에 어울리게 우주를, 자연을, 우리를 근원의 생명력으로 온전하게 돌본다. 잠이 오가는 일 역시 근원이 하는 일이다. 그러므로 불면증이 있다고, 잠을 못 잔다고 발버둥치는 건 어이없는 일이다. 근원이 하는 일에 내가 끼어들어 잠이 안 온다고 울며불며 난리를 치는 건 웃지 못할 코미디다. 지금 당신에게 불면증이 있고 그 때문에 겁에 질려 어쩔 줄을 모르는가? 그렇다면 당신은 하나의 완벽한 코미디를 벌리고 있는 것이다.

잠이 오고가는 것은 해와 달이 뜨고 지는 것과 하나도 다르지 않다. 해와 달을 움직이려고 생각과 의지를 발휘하는 것이 어불성설인 것처럼 생각과 의지로 잠을 어떻게 해보려는 것은 어불성설이다. 하늘의 별을 따오는 것이 불가능한 것처럼 잠에 대한 욕심의 대가는 오로지 절망과 좌절뿐이다. 지금 당신은 불면증으로 절망하고 있는가? 그러나 절망할 필요가 없다. 거기서 벗어나는 것은 전혀 어렵지 않다. 그것은 생각보다 간단하다. 당신은 그저 당신의 한계를 인정하면 된다. 당신의 힘으로 잠을 좌지우지할 수 없음을 인정하면 된다. 그게 어렵지 않냐고? 아니다. 인정은 쉽다. 잠이 오고가는 일에 당신의 의지와 생각이 전혀 쓸모없다는 것을 알면 그건 자동적이다.

불면증을 벗어나는 것은 내가 잠의 주체가 아님을 철저히 자각하는 일에서 출발한다. 잠은 생명원리로 돌아간다. 뿌리가 나무를 돌보듯 근원은 근원에 연결된 모든 생명의 생명작용을 돌본다. 근원에 대한 이런 자각을 가질 때, 잠에 대한 내 생각이 근본적으로 잘못되었음을 알게 되고, 잘못된 내 생각이 만든 걱정, 불안, 공포는 힘을 잃는다. 그와 동시에 불면증은 사라진다. 근원에 대한 이런 자각은 불면증 해결에 필수불가결한 선결요건이다.

다시 한 번 정리한다. 잠은 근원의 생명력으로 오고간다. 잠은 근원이 알아서 온전히 돌보므로 당신은 걱정할 일도, 해야할 일도 없다. 이것을 아는 것이 바로 생명원리에 대한 온전한 자각이며, 잠에 대해 당신이 취할 온전한 태도다. 근원을 알고 근원이 하는 일을 안다면 불면증이 해결되는가? 그렇지는 않다. 그건 안다고 생각하지만 아는 것이 아닐 수도 있기 때문이다. 그건 마치 사랑을 안다고 생각하지만 당신이 아는 사랑이 온전한 사랑이 아닐 수도 있는 것과 같다. 사랑은 믿음과 더불어 온전해진다. 사랑한다고 생각하지만 거기에 믿음이 없다면 그건 온전한 사랑이 못된다. 마찬가지로 근원에 대한 앎은 믿음과 더불어 온전해진다. 믿음이 없는 앎은 머리의 앎이며 그런 앎은 불면증 해결에 무익하다.

생명작용인 잠의 주체가 내가 아님을 알고, 그것을 근원이 온전히 돌본다는 것을 믿을 때, 잠에 대한 온전한 자각이 완성된다. 이것으로 마음속에서 들끓어 오르던 걱정과 불안이 소멸되고 불면증이 사라진다. 물론 사람마다 편차는 있다. 경험한 바에 의하면 이해가 발달된 사람에겐 자각이 보다 빠른 치유효과를 발휘했다. 감성이 발달한 사람에게는 믿음이 보다 빠른 치유의 결과를 낳았다. 그 둘을 동시에 접목했을 때 효과는 가장 탁월했다.

불면증은 잘못된 생각이 만든 하나의 착각이지만 그것을 진실이라고 생각할 때 착각은 무서운 힘을 갖는다. 그건 평생을 두고 당신을 구속할 수도 있다. 하지만 진실에 대한 바른 자각과 믿음 앞에서 그런 착각은 모래성처럼 무너진다. 몇 십 년을 끌어온 불면증이 순식간에 사라질 수 있는 것도 그런 이유다. 당신에게 그런 자각과 믿음이 있다면 그런 당신에게 불면증은 존재할 수 없다.

4 생명원리와 자유의지의 충돌

당신은 이제 잠이라는 생명작용이 생각과 의지라는 인간의 영역을
넘어서 있음을 안다. 별이 움직이는 것이나 지구가 움직이는 것이
나 꽃이 피고 지는 것도 잠과 동일한 생명작용이라는 것도 안다. 그
럼에도 불구하고 당신은 잠에 대해 실낱같은 생각과 의지를 동원할
수 있다. 동일한 생명작용인 별의 운행과, 지구의 공전과 자전과,
꽃이 피고 지는 것을 좌지우지할 수 있다고 생각하지 않고 거기에
전혀 의지를 발휘하지 않지만, 잠이 내 맘에 안 들면 자기도 모르게
내 안에서 일어나는 걱정과 불안이 있고, 그 걱정과 불안을 잠재우
기 위해 뭔가 노력을 할 수 있다. 슬그머니 약에 손이 가고 술에 손
이 가고 잠에 좋은 뭔가를 찾는 것이다.

이런 아이러니엔 한 가지 주목해야 하는 진실이 있다. 그건 별의
운행과 해와 달의 운행, 계절의 변화, 꽃이 피고 지는 일 같은 건 우
리의 생각과 의지가 영향력을 발휘할 수 없지만 개아의 생명영역에
선 그렇지 않다는 것이다. 다시 말해 몸의 영역으로 내려온 생명작
용에 있어서, 특히 부정적인 영역에 있어서 우리의 생각과 의지는
일정 부분 영향력이 있다. 이를테면 잠은 그대로가 완벽한 우주적
생명작용이고 그것을 우리가 좌지우지할 수 없지만, 거기에 우리가

걱정과 불안, 두려움 같은 부정적인 상념을 일으킨다면, 그 걱정과 불안과 두려움으로 인해 조화롭게 작동되는 생명작용인 잠이 뒤틀리고 왜곡되는 것이다.

이것은 불면증이 있는 사람들이 경험한 사실로 증명된다. 아무런 문제가 없던 잠이 어느 날 문제가 되고 그것이 잠 그 자체에 대한 걱정과 불안으로 발전하는 순간 불면증과 같은 수면장애가 생기는 것은, 생명작용에 영향을 끼치는 것이 우리의 부정적인 상념임을 적나라하게 보여준다. 이것은 인간이 개입하기 전엔 완전하던 자연에 인간이 개입하는 순간 그 균형과 질서가 깨지는 것과 같다. 그러므로 불면증이 있는 사람들은 모두 개입하지 않아야 할 생명작용인 잠에 부정적인 생각을 개입시킨 대가를 치르고 있는 것이며, 그 문제를 일으킨 사람은 전적으로 자기 자신이다.

여기에 이르면 자동적으로 한 가지 의문이 생긴다. 별이나 해나 달이나 나무나 풀 같은 다른 객체는 우리가 어떤 생각과 의지를 일으켜도 그 생명작용에 아무런 영향이 없는 데 반해, 왜 몸의 영역에서 있어서는 우리의 생각과 의지가 생명작용에 일정 부분 부정적인 영향을 끼치는 것인가 하는 것이다. 우주의 모든 생명이 동일한 생명원리로 돌아가는 것이라면 다른 생명의 운행처럼 우리 몸의 운행인 잠도 우리의 생각과 의지와 상관없이 조화롭게 오고가야 하는 것이 아닌가? 이 오차엔 인간만이 가진 자유의지의 함수가 작용한다. 그것도 부정적인 쪽으로.

자유의지는 신이 인간에게 준 선물이며 우리는 이 자유의지를 통해 인간다운 인간으로서의 표상을 획득한다. 아무런 의지가 없는 인간은 인간으로서의 존재의미가 없다. 스스로 아무 것도 할 의지가 없는 사람이라면 태어날 의미가 없으며, 그런 사람은 태어날 수도 없다. 그러므로 우리에게 자유의지가 있다는 것은 우리가 무언가를 하러 이 땅에 왔다는 것이며, 우리가 인간다운 인간이라는 증거이자 충분조건이다.

그러나 인간다운 인간으로서의 충분조건인 자유의지는 양날의 칼이다. 그것은 해방구인 동시에 족쇄다. 자유의지로 우리가 많은 것을 성취하지만, 때로 그것이 장애가 되기도 한다. 다시 말해 아무리 노력하고 의지를 발휘해도, 원하는 바를 이룰 수 없을 때 자유의지는 해방의 도구가 아니라 고통의 용광로가 된다. 가능하지 않는 일에 의지를 발휘하는 것처럼 힘들고 고통스러운 일은 없다. 모든 인간은 존재의 목적상 한 번은 그런 자유의지의 한계에 부딪힌다. 그리고 누가 시키지 않아도 어느 순간 그것을 놓게 된다.

열심히 노력하는 것은 인간의 일이지만 결과는 언제나 하늘의 몫이다. 농부가 열심히 농사를 짓기는 하지만 결실은 하늘에 달려 있다. 달리기 선수가 열심히 달리지만 기록은 선수의 의지와 별개다. 인생을 살만큼 살아본 사람들은 진인사대천명이 인생을 살아가는 최고의 지혜임을 안다. 진인사대천명이 인생의 좌우명이 되는 순간 오히려 의지가 인생의 걸림돌이며 그것을 놓는 것이 길이라는 것을 안다. 내가 내 생각과 의지를 내려놓고 하늘의 이치를 온전히 받아들일 때 영혼의 도약이 자연스럽게 일어난다. 의지를 놓는 순간, 내 모든 것을 신의 뜻에 맡기는 순간, 우리는 인간적인 한계를 벗어나 비상하게 된다. 의지를 가짐으로써 의지로 빚어지는 모든 것을 체험했다면, 자유의지를 놓음으로써 신의 영역으로 들어가는 것이다. 바로 이것이 신이 우리에게 준 자유의지의 숨은 의미다.

당신의 잠이라는 생명영역에 문제가 생긴 것은 당신이 이제 인간 적인 의지를 발휘하는 일이 아닌, 의지를 내려놓는 일을 통해 영혼 의 진보를 이루기 위한 과정에 들어섰다는 의미이다. 따라서 당신 에게 잠의 문제가 생긴 것은 생명작용과 자유의지의 충돌이 아니 다. 그것은 낡은 세계가 저물고 새로운 세계에 다가서는 일이다. 그 것은 육체의 세계에서 영혼의 세계로 나아가는 일이다. 그것은 하 나의 축복이다. 잠이라는 생명 본래의 질서로 회귀하기 위해, 불면 증이 있는 당신은자유의지를 내려놓는 '함이 없는 함'을 공부해야 한다. '함이 없는 함'이란 무위다. 생명작용은 무위의 영역이다. 그 것은 신의 영역이다. 만일 당신이 생명작용인 잠에 대한 의지를 내 려놓음으로써 온전한 잠을 이룬다면, 그것은 유위의 세계를 벗어나 무위의 세계에 이른 것이다. 인간의 영역을 벗어나 신의 한 영역에 이른 것이다. 그러니 불면증의 경험이 축복이 아닐 수 없다.

5 생명원리의 자각으로 오는 변화

순수한 어린 시절 당신은 생명작용인 잠에 대해 어떤 생각도 의지도 불태우지 않았다. 때가 되면 잠자리에 들고 일어나는 일을 반복해 왔으며 잠에 대해 그 어떤 욕심도 집착도 부리지 않았다. 당신이 비와 눈에 대해, 해와 달과 별에 대해 아무 욕심을 부리지 않는 것처럼 잠에 대해서도 그런 태도를 견지해 왔다. 당신의 잠이 그동안 아무런 문제가 없었던 것은 바로 그래서였다. 그런데 어느 날, 무슨 일로 우연히 밤을 꼬박 새운 후 당신은 자신의 잠에 대해 걱정하고 불안해하고 두려운 마음이 생겼다. 평소 아무 생각이 없던 잠을 의식하고 잠을 걱정하고 잠이 오지 않을까봐 두려워했고 그때부터 떨어지지 않는 혹처럼 불면증의 고통이 당신을 따라다녔다. 잠이 잘 오지 않을까봐 걱정하면 할수록 그 고통은 점점 더 심해졌다. 다른 사람들은 결코 경험하지 않을 일을, 너무도 자연스런 생명작용을 당신은 고통으로 받아들였다. 잠을 의식하는 순간 당신에게 그런 변화가 왔다.

그 변화는 당신이 다시 모태에 들어 태어나는 고통을 겪는 일과 같다. 그것은 한 알의 밀알이 썩어 싹이 나는 것과 같다. 그것은 당신이 죽는 일과 같다. 그러나 당신은 쉽게 죽을 수 없을 것이다. 당신은 기존의 습관적인 당신이 죽는 매 순간 거세게 저항할 것이다. 여태 그런 생각을 해보지 않았으므로, 잠을 어떻게 해볼 수 있다고 생각했으므로, 생명작용인 잠에 대한 의지를 내려놓는 그 죽음 같은 결정은 정말 하기 어려울 것이다. 하지만 결국 당신은 의지를 놓고 자연의 순리를 받아들이듯 잠의 순리를 받아들이게 된다. 그것이 정상수면으로 가는 유일한 길이기에 다른 선택의 여지는 없다.

그 과정에서 당신은 필연적으로 변한다. 그 과정은 고통스럽다. 변화는 언제나 고통이 따른다. 고치가 나비가 되는 변화엔 고통이 따른다. 새로운 내가 되는 과정엔 고통이 따른다. 변화가 작으면 고통도 작다. 변화가 크면 고통도 크다. 하루아침에 다른 사람이 되는 변화가 생겼다면 필시 그 사람 내면엔 누구도 상상하지 못하는 고통이 있었다는 얘기다. 불면증이 바로 그런 고통이다.

불면증의 고통은 살아서 죽음을 맛보는 것과 같다. 누구도 그 앞에선 흔들릴 수밖에 없다. 그만큼 그 고통은 잔인하고 냉혹하다. 세상에서 그런 고통을 반길 사람은 아무도 없다. 그러나 그것은 당신이 새롭게 태어나라는 신의 뜻이다. 그렇지 않으면 그런 고통은 오지 않을 일이다. 우주에 우연은 없으므로 당신에게 필설로 다할 수 없는 고통이 찾아왔다면, 그건 그냥 우연히 걸려든 재수 없는 일이 아니라 신이 당신에게 준, 당신이 새롭게 태어나는, 환골탈태의 기회로 보는 것이 타당하다. 정말 불면증으로 사경을 헤매던 많은 사람들이 생명원리를 접하면서 불면증을 벗어나고 새롭게 변모했다. 그 변화는 존재의 도약이었다.

우린 모두 부처의 종자가 있지만 부처의 종자를 발현시키기가 어렵다. 견고한 개아의 벽으로 인해 나를 내려놓는 일은 성공하기 쉽지 않다. 어떻게 보면 우린 그저 한 알의 밀알에 그치는 삶을 산다. 그러나 밀알은 적당한 조건을 맞이하면 싹이 나고 황금빛 이삭을 맺는다. 마찬가지로 불면증이 있는 사람은 잠의 주체가 자신이 아님을 깨달으면서 개아의 우물을 벗어난다. 그것은 내 안에 본래 있는 부처의 종자에 물을 뿌리고 싹을 틔우는 일과 같다. 그러므로 만일 누군가가 잠이 오가는 생명원리를 깨우쳐 불면증이 사라졌다면, 그는 자신도 모르게 우주원리 그 자체인 법신을 체험한 것이라고 말할 수 있다.

집을 떠나면 잠을 못 이룬다는 사람이 있었다. 그는 정말 심한 불면증을 앓고 있었다. 불면증의 공포와 두려움으로 그는 거의 정신 이상의 수준까지 갔다. 그런 그에게 집을 떠나 다른 곳에 가서 잔다는 건 꿈도 꿀 수 없는 일이었다. 그건 날밤을 새는 걸 당연히 각오해야 하는 일이었다. 그런 그가 상담을 통해 생명원리를 자각하자 불안과 공포가 사라지고 마음이 편해지면서 다음 날 다른 집에 가서도 저절로 잠이 왔다. 불가능하다고 생각했던 일이 가능하게 된 것이다. 생명원리를 알고 모르고의 차이는 이렇게 크다.

당신에게 지금 불면증이 있는가? 다른 곳에 가면 잠을 더 더욱 못 자는가? 생명원리가 그걸 해결해준다. 생명원리를 자각하고 그것을 품으면 당신은 어디에 있든 편안하다. 설사 내일 지구가 두 쪽이 나도 당신의 오늘 잠은 편안하다. 생명원리를 자각하는 상태에서의 잠은 지불이 보장된 약속어음과 같다.

6 불면증을 즉각 벗어나는 실천적 방법과 요령

생명원리에 대한 자각과 믿음을 통해 불면증이 즉각적으로 사라지거나 호전될 수 있다는 것은 앞서 밝혔다. 그것이 그저 주장이나 구호가 아니라 실천적 사례임도 이미 밝혔다. 당신에게 불면증이 있다면, 그리고 그것이 마음에서 온 불면증이라면, 당신 역시 같은 경험을 할 수 있다. 그러나 당신이 생명원리를 자각하고 또한 거기에 대한 믿음이 생겼다고 해도, 당신의 그 자각이 바른 것인지를 반드시 확인해야 한다. 다시 말해, 당신이 생명원리를 알았다 해도, 그것은 그저 당신의 머리에서 일어나는 일일 수도 있기 때문이다.

가슴이 아닌 머리에서 일어나는 자각은 아무런 치유의 힘이 없다. 그것은 화폭에 그려진 꽃처럼 진정한 꽃으로서의 역할과 의미가 없다. 따라서 당신은 그 자각이 머리가 아닌, 가슴에서 일어난 것인지를 온전히 점검해야 한다, 머리가 이해라면 가슴은 느낌이다. 생명원리에 대한 자각이 느낌으로 온다면 그것은 당신의 자각이 가슴에서 일어났다는 증거다. 그런 자각은 자동적으로 믿음으로 이어진다. 더불어 당신의 불면증이 극적으로 치유되고 호전되는 것은 당연한 일이 된다.

다음은 불면증을 즉각 벗어나기 위해, 최소한 불면증의 즉각적인 호전을 위해 당신이 해야 하는 실천적 과제며 공부다. 당신이 성급한 마음에 서둘러 책장을 넘기다가 핵심적인 무언가를 놓쳤다면 여기서 그것을 다시 붙잡을 수 있다. 당신은 이 하나하나의 대목을 성찰해야 한다. 공부가 순조롭다면 당신의 불면증이 즉각 치유되거나 호전되는 경험은 언제나 가능한 일이다.

실천1 치유에 대한 기대 버리기

'무슨 소린가? 불면증이 즉각 나을 수 있다고 하더니 이젠 낫는 것을 기대하지 말라니? 이건 모순이야!' 물론 그런 생각이 당연히 들 것이다. 앞뒤 말이 다르다고 생각할 수 있을 것이다. 그러나 그건 틀린 말도 아니고 모순되지도 않는다. 불면증이 낫기를 원한다면, 그것도 즉각 낫기를 원한다면, 그런 일이 정말 생기기를 바란다면, 당신은 절대 불면증이 낫기를 기대해선 안 된다.

생명원리에 대한 자각으로 오는 변화가 아무리 진실이라 해도 '이러면 불면증이 낫겠지.'라는 기대가 당신 안에 있다면 불면증이 나을 확률은 급격히 떨어진다. '즉각 낫겠지.'라는 생각을 한다면 그 확률은 정확하게 제로에 가깝다. 잠에 대한 당신의 그런 기대가 있다면 현실은 그 기대에 반하는 결과로 나타난다. 무슨 말인가?

기대란 미래에 대한 근사치다. 기대란 정확하게 '그럴 수도, 아닐 수도 있다.'에 머문다. 이를테면 내일 소풍을 가야하고 그래서 내일 비가 오지 않기를 우리는 기대할 수 있지만 그런 기대대로 내일 비가 안 온다고 우린 확신하지 못한다. 마찬가지로 오늘 "생명원리"

를 접하고 거기에 공감하고 정말 하늘에서 내려온 동아줄을 잡는 것 같아서 당장 불면증이 사라질 것이라 기대한다면, 그 기대 뒤에는 그렇게 되지 않을 수도 있다는 불안이 자동적으로 있게 된다. 당신이 불면증으로 오래 힘들었고 잠에 대한 걱정과 불안이 많았다면, 그럴 가능성은 더 커진다. 잠에 대한 기대와 잠에 대한 불안이 당신 안에 동시에 있다면 불면증이 사라질 가능성은 제로다.

생명원리는 불면증을 벗어나는 완전한 해법이다. 그 증명은 확고하다. 그러나 역으로 당신은 그 결과를 기대해선 안 된다. 아무리 생명원리의 자각이 불면증을 근원적으로 해결하는 길이라 해도 거기에 대한 기대를 갖는 것은 금물이다. 만에 하나 기대대로 되지 않으면 어떻게 할 것인가? 당신은 절망의 나락으로 떨어질 것이다. 그건 마치 감옥을 벗어난다고 좋아하면서 다시 감옥으로 들어가는 꼴과 같다.

 생명원리의 진실 붙들기

불면증이 나을 거란 섣부른 기대가 잘못된 것이며 그렇게 해서는 안 된다는 것을 깨달았다면 당신은 아무 기대 없이 생명원리의 진실만을 붙드는 것이 당신이 할 일임을 알 것이다. 어떻게 하는 것이 진실을 붙드는 것인가? 그것은 머리로 이해하는 것이 아니라 가슴으로 느끼는 것이다. "맞아. 이게 진실이야." 이렇게만! 그러나 생명원리를 아는 것 같아도 느낌이 희미하다면, 그건 생명원리의 진실에 대한 자각이 미흡하다는 증거다. 그때는 거듭거듭 생명원리를 가슴으로 새기는 노력을 해야 한다. 생각과 의지의 개입 없이 심장이 뛰는 것을 느끼고 호흡이 오가는 것을 느껴야 한다. 절실히 느껴야 한다. '심장 뛰는 건 내가 하는 일이 아냐. 이건 근원에서 하는 일이야. 호흡이 들고나는 건 내가 하는 일이 아냐. 이건 근원이 하는 일이야. 잠도 그래.' 자꾸 그렇게만 해야 한다. 그게 느낌이 되면, 그게 가슴의 울림이 되면 정상수면이 실현된다.

⬤실천3 실망하거나 의심하지 않기

생명원리에 대한 자각과 믿음이 있다고 생각했는데 불면증이 사라지거나 호전되지 않는다고 해서 생명원리가 엉터리라고 실망하거나 불평해선 안 된다. "해보니까 안 되네. 엉터리야." 이래선 안 된다. 생명원리에는 아무런 문제가 없다. 당신의 모든 생명작용은 생명원리에 의해 작동된다. 심장이 뛰고 호흡이 오가는 것은 당신의 능력 밖의 일이다. 그 일에 당신이 전혀 끼어들 수 없음에도 그것들의 작동은 조화롭다. 그것들은 원리상 그렇게 될 수밖에 없다. 생명으로 가득 찬 우주가 조화롭듯이 당신 몸우주의 생명작용은 언제나 조화롭다. 잠 역시 그렇다. 당신이 할 수 있는 것은 몸우주의 생명작용들이 당신의 개입 없이 언제나 조화롭게 굴러간다는 것을 자각하고 또 믿는 것이다. 그런 자각과 믿음이 온전해질 때 생명작용이 온전해진다. 불면증이 사라지는 것은 물론이다.

그러므로 당신의 불면증이 사라지거나 호전되지 않는다면, 그건 생명원리에 문제가 있어서가 아니라 생명원리에 대한 당신의 자각과 믿음에 어딘가 구멍이 있기 때문이다. 어떤 경우에도 당신이 할 일은 생명원리에 대한 실망과 의심이 아니라 거기에 대한 자각과 믿음을 온전히 다지는 일이다. 생명원리에 대한 자각과 믿음이 온전해지면 몸우주의 생명작용이 온전해진다. 심장이 온전히 뛰고 소화가 온전히 되는 것처럼 잠이 온전히 오게 된다. 어떤 경우에도 생명원리에 대해 실망하거나 의심해선 안 된다. 생명원리는 신의 모습이다. 그것은 어떤 경우에도 조화롭다. 그것을 깨닫고 믿고 따른 사람들은 모두 약 없이 치유되었다. 당신만 그렇게 되지 않는 경우란 있을 수 없다.

실천4 걱정과 불안으로 자신을 점검하기

생명작용과 그 주체에 대한 자각과 믿음이 확고히 자리잡고, 그것에 대한 실망과 의심이 없다면 생명작용과 그 원리에 대한 자각과 믿음이 완전해졌다고 볼 수 있다. 다시 말해 머리로 "그런가 보다" 하는 것이 아니라 가슴 속으로 "맞아" 하는 느낌이 온다면, 생명작용과 생명원리에 대한 자각과 믿음이 완전해졌다고 볼 수 있다. 그러나 그것이 정말 완벽하고 온전한 것인지는 잘 모를 수 있다. 생명작용이 근원의 일이며 근원이 우리의 생명작용을 온전히 돌본다는 것을 충분히 자각하고 믿는다 해도 그 자각과 믿음의 깊이를 정확히 가늠하는 건 그리 만만치 않다. 마치 베드로가 결코 예수를 부인하지 않을 것이라고 호언장담했지만 사람들 앞에서 자기도 모르게 예수를 3번이나 부인했던 것처럼, 우리의 깊은 속은 우리도 잘 모를 수 있다. 그러나 우주적 생명작용인 잠에 대한 당신의 자각과 믿음의 검증은 의외로 쉽다. 걱정과 불안이라는 리트머스시험지로 그것은 쉽게 검증된다.

무슨 말인가? 걱정과 불안으로 생명작용에 대한 내 자각과 믿음이 온전한지를 검증할 수 있다니? 그러나 그건 엉뚱한 말이 아니다. 당신의 자각과 믿음이 올바르고 온전하다면 어떤 상황에서도 잠에 대한 걱정과 불안은 일어나지 않는다. 반대로 생명원리에 대한 당신의 자각과 믿음에 빈틈이 있다면, 당신도 모르게 당신 안에서 잠에 대한 불안과 걱정이 일어난다. 생명원리를 자각하고 그래서 불면증이 한동안 물러간 것처럼 보여도 어떤 상황에서 당신에게 잠에 대한 걱정과 불안이 고개를 든다면, 그건 생명원리에 대한 당신의 자각과 믿음이 온전하지 못함을 증명한다.

이렇듯 잠에 대한 걱정과 불안이 있고 없고의 여부는 생명원리에 대한 당신의 자각과 믿음이 얼마나 공고한지를 온전히 보여준다. 그러므로 당신은 언제나 스스로 자신의 상태를 점검하고 확인할 수 있다. 어떤 경우에도 잠에 대한 걱정과 불안이 털끝만큼도 느껴지지 않는다면, 당신의 자각과 믿음은 온전하다. 그러나 조금이라도 잠에 대한 걱정과 불안의 낌새가 있다면 당신의 자각과 믿음은 온전하지 않고 아직 불면증의 뿌리가 남아 있는 것이다. 당신은 다시 공부해야 한다. 당신의 심장을 느끼고 그것이 어떻게 뛰는지를 관찰하고, 동일한 생명작용인 잠에 대해 당신이 갖는 걱정과 불안이 잘못된 것임을 깨달아야 한다. 걱정과 불안이 사라질 때까지 그 공부는 계속되어야 한다.

실천5 내가 나를 치유할 수 없음을 자각하기

잎의 생명은 잎이 아니라 뿌리에 달려 있다. 잎이 아무리 잘난 척을 해도, 뿌리가 끊어지면 그걸로 끝이다. 내 생명 역시 내가 아닌 근원에 달려 있다. 내 생명작용 또한 근원이 하는 일이다. 잎의 병이 잎이 애쓴다고 낫는 것이 아닌 것처럼 내 불면증은 내가 애쓴다고 낫는 것이 아니다. 잎이 잎을 치유하는 힘이 없듯이 나는 나를 치유할 힘이 없다. 잎차원의 몸부림으로 잎의 병은 치유되지 않는다. 내몸부림으로 불면증은 치유되지 않는다. 이런 자각이 불면증의 치유를 위해 당신이 해야 할 몫이다.

실천6 생명작용의 주체 인정하기

나는 아무 것도 하지 않는데도 내 몸의 생명작용은 조화롭게 돌아간다. 잠자고 숨 쉬고 심장이 뛰는…… 그런 일에 자율신경이란 말을 갖다 붙이지만, 그건 왜 그런지를 모르는 인간의 우매함의 표현일 뿐이다. 작용이 있다는 건 원리가 있다는 것이며, 그 원리의 주체가 있다는 의미다. 우주의 움직임에도, 자연의 움직임에도, 내 생명작용에도 그 주체가 있다. 그것은 근원이다. 잎이 뿌리에 연결되어 있고 뿌리가 보내는 에너지로 살듯이, 나는 근원에 연결되어 있고 근원의 힘으로 산다. 잠자고 숨 쉬고 심장이 뛰는 인간의 모든 생명활동은 근원의 힘이 그 주체다. 그것을 인정하면 당신은 편해진다. 주체가 내 모든 것을 돌봐준다는 것을 알면 모든 근심 걱정이 사라진다.

실천7 생명력 받아들이기

근원의 생명력에 우리는 100% 열려 있지 못하다. 우리가 근원의 생명력에 100% 열려 있다면 영생불사도 가능하다. 우리는 그저 부분적으로 열려 있다. 살아 있을 정도로, 천천히 늙어갈 정도로…. 세월이 가면, 우리의 호흡과 맥박은 쇠퇴하고 종국에는 멈춘다. 그러나 죽음에 이르기 전까지 내가 받아들이는 생명력은 나를 지탱하기에 별 무리가 없다. 우리 또한 그런 생명작용들에 아무런 걱정도 하지 않는다. 그러나 잠이 오가는 일이 원활하지 않다면 그건 그 영역의 작용에 문제가 있다는 것이며, 그 영역에서 생명력의 작용이 막혀 있다는 것이다. 그것을 바로잡기 위해 필요한 것은 근원에 나를 온전히 맡기는 마음이다. 근원이 알아서 나를 재울 거라는 온전한 신뢰다. 그 마음이 생명력을 온전히 받아들이고 구동시키는 힘이다.

잠자는 요령

① 잠자리에 누운 뒤 잠은 내가 하는 일이 아니라 근원에서 하는 일임을 가슴에 새긴다. 생명원리에 대한 반복된 자각은 숙면을 위한 뛰어난 도구다.
② 잠자리에 누운 후 잘못되고 누적된 생각의 습으로 인해 자기

40

도 모르게 잠에 대한 걱정과 불안이 일어날 수 있다. 이럴 때는 그것을 즉각 알아차리고, 그것이 잘못된 생각이며 잠은 근원에서 하는 일임을 다시 한 번 자각한다. 즉 마음속으로 '이건 잘못된 생각이야. 잠은 내가 하는 일이 아니라 근원이 하는 일이야. 뿌리가 나무를 온전히 돌보듯 근원은 나를 온전히 돌봐.' 이런 자각을 되새긴다.

③ 생명원리에 대한 당신의 자각과 믿음이 흔들림 없이 유지되면 당신은 호흡으로 의식을 옮겨 들고나는 호흡을 자각한다. 호흡에 신경을 쓰는 것이 아니라 그저 알아차린다. 한 시간이 가든 두 시간이 가든 밤을 새든 잠의 일은 근원에게 맡기고 호흡만을 자각한 채 시간을 보낸다.

이것으로 당신이 잠자리에서 할 일은 끝마쳤다. 나머지는 근원이 알아서 한다. 잠을 재우든 잠을 안 재우든 그건 우주를 다스리는 근원의 몫이다. 당신은 그저 어린아이가 엄마에게 자신을 맡기듯 근원에게 자신을 맡기면 된다. 온전한 맡김은 온전한 돌봄을 부른다.

제2장

불면증을 벗어나는 마음공부

생명원리를 깨닫고 나는 불면증을 벗어났다. 몇 년씩, 몇 십 년씩 불면증을 앓던 많은 사람들도 생명원리를 통해 불면증을 벗어났다. 아무런 약도, 값비싼 처방과 검사도, 번잡한 먹거리나 운동도 필요치 않았다. 어떤 사람은 즉각적으로, 어떤 사람은 천천히 불면증을 벗어났지만 생명원리에 대한 자각만으로 불면증을 벗어났다는 사실은 변함이 없다. 수면제를 먹어도 그 내성이 사라지는 시간이 소요되었을 뿐 불면증이 사라지는 건 동일했다. 그들이 고통받아온 오랜 불면의 나날을 생각하면 그건 마법 같은 변화였다. 하지만 마법은 없다. 그건 생명원리의 자연스런 결과다.

당신이 생명원리를 깨닫고 그것을 믿고 따른다면 당신 역시 같은 진실을 경험할 수 있다. 그러나 진실 하나만을 붙들고 가기엔 마음 세상은 복잡하고 험난하다. 순간순간 거센 마음풍랑이 몰아칠 때는 튼튼하고 안전한 배를 타고 있다는 것만으론 부족하다. 그때는 순간순간의 마음풍랑을 극복하는 지혜롭고 안전한 마음의 조타가 필요하다. "불면증을 벗어나는 마음공부"는 그 순간순간의 마음풍랑을 극복하는 지혜롭고 안전한 마음의 조타다. 이것은 불면증이 있는 당신이 부지불식간에 맞닥뜨리는, 걱정과 불안, 고뇌, 두려움,

방황, 갈등, 초조, 번민, 좌절 등의 거센 마음풍랑이 몰아칠 때, 그것을 극복하는 지혜로운 방편이다. 당신 마음에 하나의 풍랑이 일면 그 풍랑의 제목을 여기서 찾아 읽기 바란다. 정말 마음을 비우고 읽는다면, 글을 읽는 것만으로도 들끓던 당신의 마음이 고요해지고 무엇을 어떻게 해야 할지 감이 잡힐 것이다.

이 글 하나하나는 불면증으로 일어나는 마음의 풍랑을 다스리고 무사히 그 풍랑을 벗어나는 데 필요한 노련한 선장이라고 할 수 있다. 그의 안내를 따르면 불면증의 거센 풍랑 속에서 해결의 실마리가 보이고 어두웠던 당신의 마음 한켠에 등불이 켜질 것이다. 그러기 위해서 당신은 절대로 책장을 빨리 넘겨선 안 된다. 캔버스에 그림을 그리듯, 조심스럽게 글의 진실을 가슴에 새겨야 한다. 포인트는 속도가 아니라 깊이다. 폐부에 와 닿는 하나의 글을 당신의 것으로 할 수 있다면 그것만으로 당신을 그토록 괴롭히던 불면증을 홀연히 벗어날 수도 있다.

1 불면증, 즉각 나을 수 없다?

그가 누구든, 어떤 종류의 사람이든,
불면증이 결코 즉각 나을 수 없다고 하는 사람은
불면증에 대해 모른다고 나는 말할 수 있다.
약을 먹고, 차를 마시고, 온갖 운동을 하고
햇빛을 쐬고 우유를 마시는 등등에 의존해
불면증을 치유하려 애쓰는 사람들이나
불면증 치유에 많은 시간이 걸린다고 하는 사람들도
불면증의 진실을 모른다고 나는 감히 말할 수 있다.

몇 년 간에 걸쳐 사람들을 치유한 경험을 통해
어떤 불면증도 먹고 마시는 등등의 수고가 아닌
마음공부만으로 벗어날 수 있으며
불면증이 즉각적으로 사라지고, 호전되는 일 역시
우연이나 기적이 아닌, 진실임을 나는 확인했다.

수면제재를 먹지 않은 사람들의 경우엔
생명원리를 진정으로 받아들이고

거기에 깊은 공감을 갖는 순간
불면증에 시달려왔던 시간과 상관없이
불면증의 불안, 공포, 두려움 등이 걷히고
그날로 깊은 잠에 빠져들었다.
수면제재를 먹는 사람들의 경우에도
내성이 사라지는 시간이 더 소요되었을 뿐
생명원리를 통한 치유와 호전은 동일했다.

그런 사람이 하나라면 그건 우연일 수 있다.
그런 사람이 둘이라도 우연으로 볼 수 있다.
그러나 그것이 셋, 넷, 다섯, 열을 넘어간다면
그건 우연이나 기적으로 볼 수 없으며
모든 사람에게 적용되는 보편적 진실이 된다.

어제는 결코 오늘과 같지 않고
오늘은 결코 어제와 같지 않다.
하룻밤 새 무슨 일이 일어날지
우리는 아무도 모른다.
하룻밤 새 불면증이 사라지는 일 역시
불가능하다고 말할 수 없다.
물론 그런 일은 그냥 일어나지 않는다.
나는 가만히 있는데 하늘이 스스로
손을 내미는 경우는 없다.

불면증이 하룻밤 새 사라지기 위해선

당신이 달라져야 한다.

그러나 당신이 달라지는 일은 쉽지 않다.

당신의 낡은 생각은 매 순간 저항한다.

그러나 생명원리의 진실을 만나는 순간

당신은 자동적으로 달라진다.

생명원리의 진실이 당신의 가슴에 새겨지면

당신의 낡은 생각은 자동적으로 떨어져 나간다.

당신은 흐르는 물에 낙엽이 떠가듯

부는 바람에 구름이 흘러가듯

생명의 흐름에 자신을 맡기게 된다.

생명의 흐름에 당신을 맡기는 순간

생명의 흐름에 어긋나는 불면증은 저절로 사라진다.

많은 사람이 그렇게 불면증을 벗어났다.

어떤 사람은 즉시, 어떤 사람은 빠르게

불면증이 사라지고 또 호전되었다.

모든 사람의 생명작용은 같으므로

여기서 예외인 사람은 아무도 없다.

그러나 그러기 위해

잠을 위한 온갖 낡고 무용한 짓거리를 걷어치우고

거기에 대한 집착과 의존을 과감히 접어야 한다.

당신이 할 일은 오로지
생명원리에 대한 자각과 믿음이다.
그것으로 당신의 생명작용이 온전해진다.
그것으로 당신의 수면작용이 온전해진다.

"내가 그렇게 될 수 있을까?"
그런 의문은 전혀 불필요하다.

물론 경험하기 전에는 믿을 수 없을지 모른다.
이 세상은 위선과 거짓이 넘쳐나는 곳이므로
남의 말만 믿다가는 낭패를 볼 수도 있다.
그러나 생명원리의 진실을 경험한 사람들이 한둘이 아니고
그들의 체험 역시 그것을 증명하고 있다면.
그걸 믿지 않는 것이 오히려 어리석은 일이다.

2 불면증과 수학

세상에는 무수한 수학문제가 있다.

그리고 그 문제를 푸는 데는

반드시 필요한 어떤 공식이 있다.

물론 어떻게 하다 보니 문제가 풀리는 경우도 있다.

우린 모두 학교에 다니면서 그런 경험을 한 적이 있다.

생각나는 대로 하다 보니 우연히 문제가 풀리는

그런 경험은 우리 모두 한 번씩은 다 했다.

그러나 이렇게 중구난방으로 문제를 푼 경우엔

다음에 비슷한 문제를 풀 수 있다는 보장이 없다.

한 번은 우연히 그럴 수 있지만

두 번씩 그럴 확률은 드물다.

처음에 나타났던 영감은 다 사라지고

내가 무얼 어떻게 했는지 알기 어렵다.

그러나 전에 정확한 공식으로 문제를 푼 경험이 있다면

비슷한 문제를 만날 경우 별 어려움 없이 해결할 수 있다.

이것은 불면증도 그대로 적용된다.
어쩌다가 힘들고 괴롭던 불면증이
우물쭈물 없어지는 경우가 있다.
그리고 얼마 후 불면증이 재발한다.
그런데 이번에는 저번처럼 우연히
저절로 불면증이 없어지지 않는다.
전처럼 이런저런 수단을 다 동원해 보지만
어쩌다 보니 불면증이 사라지는 일은 일어나지 않는다.

불면증은 대충해서 근치根治되지 않는다.
잠이 안 온다고 오늘은 이렇게 내일은 저렇게
아무렇게나 무언가를 시도해선 해결이 어렵다.
수학문제에 그 문제를 푸는 정확한 공식이 잇는 것처럼
불면증에도 불면증이 근원적으로 낫는 그런 길이 있다.

몸의 질병으로 발생한 불면증은
질병을 고치는 것이 그 길이다.
마음의 병으로 일어난 불면증은
마음을 다스리는 것이 그 길이다.

3 물이 나오지 않는 우물

우물을 파는 사람들은 아무 땅이나 파지 않는다.
그들은 땅을 파기 전에 반드시 물길을 본다.
본격적으로 우물을 파기 시작하는 것은
물길이 있는 것을 확인하고 난 뒤의 일이다.
물길이 없다면 그런 땅은 거들떠보지도 않는다.

물길이 없다면 거기엔 물이 없다는 것이며
물길이 있는 다른 곳을 파는 것이 답이다.

불면증에도 같은 태도를 취해야 한다.
당신이 그동안 어떤 시도를 해왔든
당신의 시도로 불면증이 달라지지 않았다면
더 이상 그 쓸모없는 시도에 매달려선 안 된다.
그것은 인생을 낭비하는 일일 뿐이다.
그때 당신에게 중요한 건 결단이다.
아무리 노력해도 별 호전이 없다면
당신이 취한 방식이

불면증을 벗어나는 길이 아니라는 것이며
과감히 거기서 발을 빼야 한다는 뜻이다.

당신이 판 땅에서 물이 나오지 않는다고
모든 땅에서 물이 나오지 않는다는
결론을 내리는 것은 성급한 판단이다.
당신의 시도로 불면증이 낫지 않는다고
불면증이 결코 낫지 않는 불치병이라는
결론을 내리는 것은 성급한 판단이다.

땅 밑에는 어디나 지하수가 있듯이
불면증엔 반드시 치유의 길이 있다.
그러나 아무 땅이나 뚫어
물을 만날 수 없듯이
아무리 시도해도 효과가 없는
불면증의 치유는 접어야 한다.
그것이 불면증이 낫기 위해
당신이 우선적으로 해야 하는 일이다.

4 감사의 효과

불면증이 있는 사람들도 조금씩은 잔다.
다만 그 잠이 본인의 욕구를 채우기엔 부족하고
그 부족함이 잠에 대한 갈증과 불만을 부르며
그것이 불면증을 고착화시키는 요인이 된다.

그러나 조금씩이라도 잠을 잘 때
조금밖에 못 잤다고 괴로워하는 대신
그 시간 동안 잤다는 사실을 깨닫고
잠을 잔 것에 감사하는 마음을 품으면
그로 인해 몸과 마음의 긴장이 이완되고
그 이완으로 잠을 더 잘 수 있는 조건이 형성되며
불면증의 치유가 가속화된다.

잠에 대한 감사는 의외로 쉽다.
많으면 많은 대로 적으면 적은 대로
오면 오는 대로 가면 가는 대로
주어지는 잠에 감사하는 건

특별한 분투나 노력이 필요없다.

그러나 이런 감사의 효과는 엄청나다.
많은 사람들이 감사하는 마음으로
잠에 대한 갈증과 욕심을 털어내고
불면증이라는 거대한 산을 넘어섰다.

감사가 가장 요긴할 때는
당신에게 잠 욕심이 많은 순간이다.
그 순간 잠을 욕심내지 않고
잠이 부족하다고 짜증내지 않고
적은 잠이라도 감사할 때
당신의 마음이 묘하게 변한다.
묘하게 변한 그 마음은
긴장된 마음이 아닌, 이완된 마음이다.
그 마음이 나도 모르게
불면증을 벗어나게 하는 묘약이 된다.

5 불면증은 잠과의 싸움이 아니다

불면증은 잠과의 싸움이 아니다.
인생이 하나의 거대한 여행이라면
불면증은 그 여행 가운데
가장 힘들고 험난한 여행일 뿐이다.

불면증이란 여행은 당신이 겪을 수 있는
고통의 극한치를 제공한다.
거기서 당신이 아무리 힘들어해도
달려와 손을 내미는 사람은 없다.
다른 사람들은 그들의 길을 갈 뿐
당신이 왜 잠을 못 자는지
당신이 왜 힘들어하는지
왜 비명을 지르는지 알지 못한다.
그렇게 당신은 불면증을 통해
하나의 절대고독을 만난다.

거기엔 아무도 없다.

누구도 의지할 수 없다
누구도 도와줄 수 없다.
당신을 도울 사람은 오직 당신뿐이다.

불면증의 여행에서 당신은 온전한 혼자가 되며
아무도 도와줄 수 없는 고독한 여행에서
마침내 당신은 당신 안에 있는 신을 만난다.
거기서 당신은 신에게 자신의 모든 것을 맡긴다.
어차피 당신이 할 수 있는 일은 그것밖에 없다
잠에 대해 당신은 그 어떤 힘도 쓸 수 없으므로
결국 자신의 감정도, 생각도, 불안도, 두려움도
다 내려놓은 채 자신을 하늘에 맡길 수밖에 없다.

그러나 그 맡김에서 당신은 뜻밖에도
좌절이나 자포자기가 아닌
까닭 모를 평안을 만난다.
불면의 고통에 몸부림치던 당신의 마음은
언제 그랬냐는 듯 고요하고 평안해진다.

그 고요와 평안에서 당신은 마침내
인간은 자연과 하나이며
자연의 조화와 균형은
그대로 몸과 마음의 균형임을 안다.

더불어서 잠에 대한 당신의 집착은 사라진다.
자연의 조화와 균형이 내 안에 있음을 아는
사람에게 불면에 대한 걱정과 공포는 없다.

불면증이 아니었다면 깨닫지 못했을 진실을 안 당신은
하나의 여행이 그렇듯이 불면증이란 여행을 통해
전에는 결코 꿈꾸지 못한 성숙한 영혼으로 도약한다.

불면증은 잠과의 싸움이 아니다.
그것은 당신이 인생에서 드물게
극한의 고통과 어려움을 통해
자신과 신의 합일을 확인하는
영혼의 깊고 푸른 자기 현시다.

6 당신이 언제나 상기해야 할 일

인생은 하나의 바다며
당신은 그 망망대해를
항해하는 배의 선장이다.
좋은 날씨든 궂은 날씨든
무한한 변수의 바다에서
배를 어떻게 끌고 갈지는
오로지 당신의 손에 달려 있다.

위험한 풍랑을 만날 때
어떤 판단을 하는가에 따라
배는 풍랑을 뚫고 갈 수도 있고
풍랑 속에서 침몰할 수도 있다.

불면증은 당신이 인생의 바다에서 만날 수 있는
가장 거대한 풍랑이라고 해도 과언이 아니다.
불면의 고통은 순간순간 숨통을 조여오고
잠시도 마음을 쉴 수 없는 극한의 상태로

당신의 생각과 감정을 몰아가
극복하기 힘든 심리적 공황상태를 유발한다.

많은 사람들이 이 불면증의 풍랑에서 난파한다.
그만큼 그 풍랑은 거칠고 거세며 위험하다.
아무리 뛰어나고 똑똑한 사람이라 할지라도
자기도 모르게 잠이 안 오고
아무리 발버둥쳐도 잠들 수 없는 상황에서
현명하고 합리적인 판단을 내리기 힘들다.
어두운 사막의 한가운데 선 것처럼
어디로 가야 하며 어떻게 해야 하는지
갈피를 잡을 수 없는 그런 상태에서
누구라도 스스로를 제어하는 건 어렵다.

그러나 불면증의 풍랑이 아무리 무서워도
인생의 고통이 아무리 힘들어도
그건 언제나 우리가 감당할 수 있는
어떤 범위를 결코 벗어나지 않는다.
그건 마치 밤이 아무리 길어도
하루의 범위를 벗어나지 않으며
더위와 추위가 아무리 심해도
자연의 질서를 벗어나지 않는 것과 같다.

그러나 우리가 우리의 고통에 함유된

이런 우주적 균형과 질서에 무지할 때

불면증의 풍랑을 망상적으로 부풀리고

극복할 수 없는 것으로 여김으로서

불면증의 풍랑을 극복하는 힘을 잃고

자포자기하는 우를 범한다.

이것은 불면증 그 자체보다 더 크고 무서운 적이다.

스스로를 포기한 사람에게는 그 어떤 탈출구도 없다.

그저 자신의 운명을 슬퍼하는 것 외에

다른 아무 것도 하지 않는 사람에게는

돌부리 하나도 넘을 수 없는 거대한 벽이다.

그러므로 인생이란 바다를 항해하는

배의 선장으로서 당신은 언제나 상기해야 한다.

'우주는 언제나 질서와 조화 속에 있고

당신이란 몸우주 역시 그러하며

당신이 스스로 좌절하지만 않는다면

그 어떤 인생의 험난한 풍랑도

당신을 침몰시킬 수 없다'는 것을.

7 상상력보다 큰 치유의 힘은 없다

불면증의 극복에 상상력의 힘은 크다.
그것은 불면증의 극복에 흔히 동원되는
각고의 노력이나 의지가 결코 견줄 수 없다.

아무리 노력하고 의지를 발휘해도
십중팔구 불면증이 나아지지 않는 걸
당신은 이미 경험했을 것이다.
하지만 상상력은 그렇지 않다.

당신이 잠에 대한 노력과 의지를 놓고
당신에게 무한량으로 주어진 상상력의 힘을 발휘한다면
너무나도 쉽게 허물어지는
불면증의 벽을 발견하고 놀랄 것이다.

당신은 이쯤에서 이런 의문이 생길 것이다.
'상상력이 뭐길래?'
'그게 그렇게 엄청난 효과가 있을까?'

'상상, 그건 그냥 생각일 뿐이잖아?'

상상은 생각의 일종이지만 생각과 다르다.
생각이 어떤 대상에 대한 현재의식이라면
상상은 가능성에 대한 현재의식이다.
이를테면 바다에 놓인 다리를 보고
아름답다는 의식을 갖는 것이 생각이라면
그 다리가 해일로 무너질지 모른다거나
누군가가 거기서 뛰어내릴지도 모른다는
공포심은 상상이다.

상상의 힘은 크다.
그건 원하는 미래를 얻는 동력이다.
당신이 당신 잠의 미래에 대해서
의심 없는 낙관적인 상상을 한다면
불면증이 힘을 잃고 정상수면이 되는 건
너무나도 당연하고 자연스런 귀결이 된다.

그러므로 당신이 불면증을 극복하기 위해
결코 가져선 안 되는 것이 의지라면
당신이 불면증을 극복하기 위해
반드시 가져야 하는 것이 상상력이다.

상상력은 그냥 주어지지 않는다.
상상력은 상상하는 대상에 대한
믿음과 신뢰를 먹고 자란다.
만일 당신이 자신의 상상에 믿음과 신뢰를 보낸다면
당신의 미래는 싱싱한 꽃으로 피어날 것이다.
그러나 당신이 자신의 상상에 회의와 의심을 보낸다면
물을 주지 않는 화초는 꽃을 피우는 대신 시드는 것처럼
당신의 상상은 당신이 원하는 미래를 꽃 피울 힘을 잃는다.

이제 당신은 보다 분명해졌을 것이다.
불면증을 극복하기 위해
당신이 무엇을 해야 할지.

이 순간부터 불면증이 있는 당신은 끊임없이
당신의 미래에 대한 낙관적인 상상을 하고
거기에 믿음과 신뢰를 부여해야 한다.
당신이 그렇게 자신을 단련시킨다면
처음에는 뒤뚱뒤뚱 걷는 어린아이가
나중에는 뜀박질을 할 수 있게 되듯이
보다 능숙하게, 보다 자신감 있게
스스로의 상상을 믿고 신뢰하는 힘이 생기며
그 힘이 당신을 불면증에서 벗어나게 해준다.

인생은 언제나 하나의 연습이다.
넘어지면 다시 일어나 달리고
넘어지면 다시 일어나 달리면서
종래엔 달리기 선수가 되듯이
처음부터 상상이 잘 안된다고
의기소침할 필요는 없다.
연습에 연습을 거듭하면
믿음에 믿음을 더하는 연습을 하면
언젠가 당신은 훌륭한 상상력의 소유자가 될 것이고
그 상상력을 통해 가뿐하게 불면증을 벗어날 것이다.

생각이 현재에 머문다면
상상은 미래에 머문다.
생각이 현실을 만든다면
상상은 미래를 만든다.

잠에 대한 걱정이 아닌,
낙관적인 상상을 해야 한다.
비록 내일 죽는다 하더라도
오늘 당신이 그 내일에 대한
낙관적인 상상으로 충만하다면
죽음마저도 당신을 비켜갈 것이다.

8 불면증의 상처에 바르는 약

불면증의 극복에 좌절보다 나쁜 것은 없다.
해볼 것은 다 해보았고
더 이상 아무런 희망이 없다는 것이
좌절을 하는 이유이자 변명이겠지만
더 이상 해볼 것이 없고
아무런 희망이 없다는 것은
당신의 판단으로 당신이 내린 결론일 뿐
그것은 하늘의 결론도, 진실도 아니다.

지금 당신의 불면증이 낫지 않는다고 해서
그것이 불치병이라는 증거는 결코 아니다.
당신의 불면증이 수많은 시도에도 낫지 않고 있다면
그건 그동안 당신이 해온 시도와 노력이
불면증을 벗어나는 바른 해법이 아니기 때문이지
그것이 결코 나을 수 없는 것이기 때문은 아니다.

어떤 역경에도 자연은 좌절하거나 꺾이지 않는다.

오늘 산불이 나서 모든 산이 다 타도
어느 틈엔가 다시 풀이 자라고 나무가 자라고
산은 다시 본래의 푸른 모습으로 돌아간다.
자연이 우리에게 보여주는 태도는
어떤 경우에도 좌절이 없는 절대긍정의 모습이다.
우리도 부분적으로 그런 자세를 갖고 있다.
우리는 심장이 멎을까봐 걱정하지 않는다.
우리는 호흡이 멎을까봐 걱정하지 않는다.
우리는 평생 심장 뛰는 일과 호흡작용에 대해
걱정하지 않는 절대긍정의 자세를 갖고 있다.

우리에게 불면증이 있는 것은
잠에 대해 그런 자세가 없기 때문이다.
심장 뛰는 일과 호흡작용과 동일한 생명작용인
잠에 대해 절대긍정의 자세가 없는 것은
그것이 본래 없기 때문이 아니라
부지불식간의 어떤 이유로 해서
그것을 잠깐 잊어버렸기 때문이다.

불면증을 벗어나고 싶다면
그저 그 절대긍정의 자세를 회복하면 된다.
그저 그 절대긍정의 기억을 회복하면 된다.
그 절대긍정의 자세와 기억을 되살리는 길은

우리 몸의 모든 생명작용이 동일하며
하나의 근원이 하는 일임을 아는 것이다.

심장박동과 호흡작용과 수면작용은 동일하다.
그것들은 하나의 근원이 하는 동일한 일이다.
그것을 알면 잠자는 일이, 심장이 뛰고
호흡이 들락거리는 일과 같은 것임을 알게 되고
잠이 안 온다고 절망하고 좌절한 것이
얼마나 우스꽝스런 일인가를 알게 된다.

모든 상처는 약을 발라 치유되듯이
불면증의 상처도 약이 필요하다.
그 약은 불면증이 있는 사람들이 흔히 찾는
수면제재나 음식, 차, 운동 등등이 아니다.
불면증의 약은 오로지 진실 하나다.
우리 몸의 모든 생명작용은 근원이 하는 일이라는 진실!
거기에 대해 우리는 그 어떤 걱정도 할 필요가 없다는 진실!
그 진실이 불면증의 상처에 바르는 바른 약이다.
진실의 약을 제대로 바른다면
상처가 아물고 딱지가 떨어지고
새 살이 나는 것은 자동적이다.

9 두려워할 것은 두려움뿐

삶은 언제나 미지의 영역이다.
순간순간 다가오는 그 미지의 영역에서
무슨 일이 일어날지는 아무도 모른다.
잘못하면 죽을 수도 있고
전 재산을 날릴 수도 있고
예기치 못한 불행이 찾아올 수도 있고
상상하지 못했던 행운이 올 수도 있고
반쪽을 만나는 기쁨을 누릴 수도 있다.
물론 불면증에 걸릴 수도 있다.

그러나 그 어떤 경우에도
스스로 부정적인 미래를 단정하고
그것을 두려워하는 것은 어리석다.
비록 내일 부정적인 일이 생긴다 해도
오늘 미리 그것을 두려워하는 것은
두려움에 두려움을 더하는 것 외
다른 아무 것도 얻을 것이 없다,

그러므로 설령 내일 불행한 일이 생긴다 해도
인생의 다음 페이지가 죽음이라 해도
미리 그것을 걱정하고 두려워함으로써
얻을 이익이 아무 것도 없다면
내일에 대한 두려움을 그침으로써
오늘을 두려움 없이 사는 것이 백 배 낫다.

그러나 어제 잠을 못 이룬 당신은
오늘도 잠을 못 이룰 거라고 두려워하고
내일도 그럴 거라고 두려워할 것이다.
그리고 그건 정확하게 불면증이란 현실로 나타난다.
그러나 결코 착각해선 안 된다.
그건 당신이 지혜롭게 불면증을 예측한 것이 아니라
그저 당신의 두려움으로 불면증을 부른 것뿐이다.
따라서 당신은 지혜로운 것이 아니라 바보스럽다.
스스로 두려움을 가짐으로써 불면증을 창조했기에.

두려움은 내일을 위한 지혜가 아니다.
그것은 그저 낮은 감정적 동요로
근원의 생명력을 차단시키고.
나를 왜소한 인간으로 축소시키며
정상적인 몸의 생명작용을 비튼다.

지금 당신에게 불면증이 있고
불면증에 대한 두려움으로 몸을 떤다면
두려움에 두려움을 쌓는 일을 그만두고.
저 하늘의 우주처럼 당신의 몸우주가
조화롭게 돌아가는 것을 오롯이 믿어야 한다.
모든 우주는 근원의 힘으로 돌아가고
그 힘은 모든 우주에 동일하게 작용하므로
몸우주에 대한 그런 믿음은
황당하거나 어리석지 않다.
그건 지혜롭고 지혜롭고 지혜롭다.

당신은 기억해야 한다.
아무리 불면의 고통이 힘들어도
당신이 두려워해야 하는 것은
오직 두려움뿐이란 것을.
당신이 두려움을 두려워하지 않고
두려움에 의연할 수만 있다면
어느덧 불면의 날이 지나가고
정상수면이 찾아온다는 것을.
그것은 밤이 가고 아침이 오듯
정해진 수순이라는 것을.

10 불면증은 하나의 축복

불면증은 하나의 축복이다.
그러나 불면증의 고통을 겪는 사람은
이 말에 결코 동의하지 않을 것이다.
'그게 축복이라고? 말도 안 돼.'
물론 그건 틀린 말이 아니다.
불면증이 하나의 축복이란 말에
당신이 동의하지 않는다면
불면증은 불면증일 뿐이고
불면증의 고통은 고통일 뿐이다.
그러나 당신이 동의한다면
불면증은 단순히 불면증이 아니라
당신의 삶과 당신의 영혼에
축복이 가득한 일이 된다.

불면증은 하나의 거대한 용광로다.
당신은 불면증 속에서
당신이 가진 모든 것이 다 녹아내린다.

당신의 성취, 당신의 지성, 당신의 재산이
아무 소용이 없다는 것을 알게 된다.
불면증으로 매일 매일 피가 마르고
고통으로 심장이 갈가리 찢기고
죽을 수도 살 수 없는 상태에 이르고
당신이 가진 모든 것이
아무 소용이 없음을 알고 절망하게 된다.
그러나 이것은 불면증의 겉을 볼 때이다.
불면증의 진면목은 불면증의 내피다.
불면증의 내피는 바로 영혼의 성장이며
불면증의 고통은 그 내피의 껍질일 뿐이다.

인간은 누구나 고통을 통해 성장하고
고통을 통해 영혼의 품격을 이룬다.
고통을 통해 고통이란 세상을 이해하고
고통을 통해 이기심과 아만을 버리고
고통을 통해 성숙을 얻고
세상을 감싸고 포용하는 영혼이 된다.
불면증의 고통이라는 외피에 머물지 않고
그 안의 내피에 시선을 돌릴 때
자신에게 다가온 가혹한 고통의 순간이
크나큰 영혼 성장의 계기임을 알게 된다.
많은 인간들이, 심지어는 수행자들조차

이기심과 아만을 통해 추락하는 세상에서
불면증의 고통을 통해 이기심과 아만을 버리고
겸손한 영혼으로 성숙하는 기회는
크나큰 축복이 아닐 수 없다.

고통과 성장은 항상 같이 온다.
불행과 행복은 항상 같이 온다.
그것은 동전의 양면과도 같다.
하나를 거부하면 다른 하나 역시 얻을 수 없다.
불행을 거부하고 행복하기만을 바란다면
반쪽 인생을 사는 것이며
양면을 아우르는 온전한 인생을 살지 못한다.
만일 당신이 지금껏 순탄하고 편안하게만 살아왔다면
어제가 오늘 같고 오늘이 내일 같은 삶을 살아왔다면
당신에게 찾아온 불면증은 축복 같은 선물이다.
당신은 불면증을 통해 가장 처절한 고통을 경험하고,
그 고통을 통해 고치를 벗고 찬란한 나비가 되는
너무도 귀중한 변화의 기회를 얻는다.

불면증은 반드시 극복된다.
우주의 이치가 우리 몸의 이치며
우주의 운행이 우리 몸의 운행이며
그 조화와 균형은 결코 무너지지

않는다는 것을 가슴에 새기고
그 진실에서 물러서지 않는다면
불면증은 힘을 잃고 사라진다.

불면증이 반드시 극복되는 고통이라면
고통으로 끝나는 고통이 아니라면
지리멸렬하고 구태의연한 우리가
보다 빛나는 영혼이 되는 기회라면
용광로 같은 불면증의 고통은
그저 힘들고 고통스럽기만 한 것이 아니라
영혼의 성장을 가져온 큰 축복이 아닐 수 없다.

11 잠은 우주법칙으로 굴러간다

잠은 우주법칙으로 굴러간다.
잠이 오고가는 것은 인간이 조작할 수 없다.
몸의 생명작용은 인간이 아닌, 근원의 영역이다
세상 모든 사람들이 밤에 평화롭게 잠드는 것은
근원이 알아서 그 일의 조화를 도모하기 때문이다.

잠에 문제가 없는 모든 사람들은
자기도 모르게 이런 근원의 작용을 수용하고 있다.
가는 봄을 잡지 않고 오는 여름을 막지 않듯이
오는 잠을 받아들이고 가는 잠을 잡지 않으며
잠이 오면 오는 대로 잠이 가면 가는 대로 받아들이고
잠에 어떤 억지도 부리지 않는다.

그러나 만일 지금 당신에게 불면증이 있다면,
당신은 이 모든 것을 거꾸로 하고 있을 것이다.
오지 않는 잠을 근심하고 가는 잠에 매달리며
수면제재나 술을 먹는 등

당신이 할 수 있는 모든 억지를 부릴 것이다.

하늘이 무너질까 걱정하는 사람이 있다면,
하늘이 무너지는 일은 있으면 안 된다고
발버둥치고 괴로워하는 사람이 있다면,
아무도 그를 제 정신이라고 하지 않을 것이다.
그건 그가 무슨 걱정을 하든 그와 상관없이
하늘이 무너지는 일이 절대 없다는 것이
너무도 확실하고 분명한 일이기 때문이다.

그러나 불면증이 있는 당신이라면
이와 유사한 걱정을 하고 있을 것이다.
잠이라는 하늘이 무너질까 걱정하고,
발버둥치고, 괴로워하고, 울부짖고……
잠이라는 하늘을 온전히 떠받치기 위해
당신이 할 수 있는 온갖 짓을 다 할 것이다.

하늘이 머리 위에 있고
땅이 발밑에 있는 것은 우주적 현상이다.
때가 되면 잠이 오고
때가 되면 잠이 가는 것도 우주적 현상이다.
우주적 현상이라는 점에서 그 둘은 아무 차이가 없다.
그러나 하늘과 땅에 대해선 아무 걱정도 안 하는 사람이

잠이 생각대로 오고가지 않는다고 온갖 걱정을 한다면
그것처럼 모순되고 어이없는 일도 없을 것이다.

우리가 잠이라는 그 우주적 현상에 개입할 때,
우리가 그 우주적 현상을 걱정할 때,
인간이 개입한 자연이 파괴되는 것처럼
몸우주의 우주적 생명작용이 훼손된다.
지금껏 당신이 잠을 좌지우지하러 먹어온 수면제재가
당신을 얼마나 피폐하게 만들었는가를 안다면
당신은 이것을 인정하지 않을 수 없을 것이다.

의지가 시키는 대로 끌려가선 안 된다.
의지 그 자체는 경계도 선악도 없다.
의지 그 자체는 무지도 지혜도 아니다.
의지는 생각이 시키는 대로 행한다.
그러므로 당신은 의지를 발동하기에 앞서
그 일이 의지로 가능한 일인지,
옳은 일인지 그른 일인지,
지혜롭게 가늠해야 한다.

당신이란 몸우주가 어떻게 굴러가는지 가늠해보면
당신은 자연히 당신의 몸우주를 믿게 된다.
당신의 몸우주는 자연법칙으로 굴러간다.

시냇물이 바다를 향해 흘러가듯

당신이 먹고 마시는 것이 저절로 소화된다.

해가 뜨고 지고 달이 뜨고 지듯이

당신의 심장은 매순간 조화롭게 작동한다.

그걸 움직이는 것은 당신의 생각이 아니다.

그걸 움직이는 것은 당신의 의지가 아니다.

그걸 움직이는 것은 당신이 아닌, 근원의 힘이다.

당신이 할 수 있는 건 그저

그 근원의 힘을 믿는 것이다.

근원의 힘을 신뢰할 때

심장박동을 믿어 의심치 않는 것처럼

잠이 잘못될까 하는 걱정은 사라진다.

생명작용을 조화롭게 주관하는 근원의 존재를 믿을 때

들불처럼 일어나던 잠에 대한 걱정과 불안 대신

호수 같은 고요와 평안이 저절로 찾아온다.

그러므로 우리는 그저 믿기만 하면 된다.

근원의 힘과 지성을!

더 이상은 필요 없다.

그것으로 충분하다.

12 불면증의 종착역

지금 당신은 어떤 일로 힘들고 고통스러운가?
불안과 걱정이 당신의 머리를 떠나지 않는가?
그렇다면 당신의 선택지는 둘 중 하나다.
계속 거기 머물러 있든지, 아니면 거기서 떠나든지.

당신은 아마 십중팔구 거기서 떠나고 싶어 할 것이다.
힘들고 고통스러운 세상에 있고 싶은 사람은 없으니까.
그러나 의외로 당신은 떠나는 대신
머무르는 것을 선택할지도 모른다.
불안과 걱정이 습관이 되어
이제 그것을 떠나는 것이
더 어렵고 힘들어진 까닭에.
불면증이 있는 많은 사람들은
바로 그렇게
불안과 걱정을 떠나는 대신
불안과 걱정에 머무는 것을 선택한다.

그건 당신도 마찬가지일 것이다.
당신이 어제도 잠을 못 이루었고
오늘도 잠을 자는 데 실패했다면
오늘 당신의 걱정과 불안은
어제의 걱정과 불안보다 더 커졌을 것이다.
그건 불안과 걱정을 떠나는 것이 아니라
그 불안과 걱정에 공고히 머무는 일이다.

당신을 불행하게 만드는 그 고통을 떠나고 싶고
고통이 잉태하는 걱정과 불안을 떠나고 싶지만
오히려 그 걱정과 불안을 키우는
모순된 짓을 반복하고 있다면
그것은 당신이 자신에게 무엇이 이로우며
자신이 무엇을 해야 하는지 모르는
일종의 무지 상태에 있기 때문이다.

그러나 그 상황에서도 당신은 선택할 수 있다.
걱정과 불안이든 그 반대의 것이든
선택은 당신의 자유의지에 달려 있다.
즉 당신은 얼마든지 불안과 걱정 대신
즐거움을 선택하고 즐거움이라는 역에 내릴 수 있다.

걱정과 불안이 아닌, 즐거움의 역에 내리는 일은

엄청난 용기나 각오를 필요로 하지 않는다.

당신이 걱정과 불안 대신 즐거움을 선택하기로 했다면

그저 즐겁기로 작정하고 그렇게 마음먹으면 된다.

즐거운 생각을 하는 것만으로도 그것은 유효하다.

그 힘은 당신의 생각보다 크다.

걱정과 불안으로 머리를 싸매는 대신

즐거운 생각을 하는 일만으로도

예민해진 당신의 신경은 이완되고

당신의 심적 스트레스가 완화된다.

악화일로를 걷던 불면증이 호전된다.

걱정과 불안에 주파수를 맞추는 대신

즐거움에 주파수를 맞추는 노력이 필요하다.

일부러라도 자주 그렇게 하는 것이 필요하다.

당신이 정말 그렇게 할 수 있다면

그 즐거움이 당신의 일상을 지배하면서

불면증에 대한 걱정과 불안으로 짓눌렸던

당신의 인생이 밝음과 긍정으로 돌아서고

불면증도 사라지는 이중의 효과를 얻을 수 있다.

걱정과 불안이 아닌, 즐거움의 역에 내려야 한다.

연애를 해도 좋다. 사랑을 해도 좋다.

그것이 당신의 가슴을 뜨겁게 한다면

그것에 매달리느라 불면증은 생각할 겨를도 없다면
불면증 치유에 그것보다 효과적인 방법은 없다.

나 역시 불면증의 종착역은 그런 즐거움이었다.
종일, 매일, 즐겁고 행복한 생각이 내 가슴을 지배했다.
잠자리에 누워도 그 생각이 머리에 가득했다.
생각만 해도 입가에 저절로 미소가 지어졌다.
잠을 잘 자고 못 자고는 관심 밖의 일이 되었다.
불면증이 없어지는 건 어부지리였다.

13 파도는 바람을 일으킬 수 없다

바람은 파도를 일으킬 수 있으나
파도가 바람을 일으킬 수는 없다.
이것은 물리법칙의 순리다.
마음이 불면증을 일으킬 수 있으나
불면증이 마음을 일으킬 수는 없다.
이것은 마음법칙의 순리다.

불면증은 언제나 마음이 초래한다.
불면증은 마음에 부는 바람이
만들어내는 마음의 파도다.

바람 부는 바다의 파도를 없애는 것은 불가능하다
바람 부는 마음의 파도를 없애는 것도 불가능하다
바람이 잦아지면 파도는 자연히 잦아진다.
마음이 고요해지면 불면증은 저절로 수그러든다.

불면증이라는 파도를 없애려 하지 말고

마음에 부는 바람을 없애야 한다.
마음에 부는 바람을 없애는 길은
마음에 부는 바람을 일으킨 장본인이
자신임을 자각하고, 자신이 일으킨
잠에 대한 망상을 그치는 것이다.
잠을 내가 통제할 수 있다는 생각
잠을 내 의지로 조절한다는 생각
불면증이 있다는 생각
불면증은 나을 수 없다는 생각
이런 것들이 바로 마음에 부는 바람이며
불면증이라는 파도를 일으키는 주범이다.

그런 생각을 멈추면 마음에 부는 바람이 멈춘다.
그런 생각을 멈추면 마음에 고요가 찾아든다.
근원에 대한 자각이 거기에 더해지면
마음에 부는 바람이 하나의 망상임을 알게 된다.
망상을 망상으로 볼 때 불면증은 존재할 수 없다.

14 하급의 치유와 상급의 치유

빛이 없는 상태에서 어둠은 두렵고 무섭다.
그러나 빛이 있는 즉시 어둠은 사라지며
어둠이 배태하는 불안과 공포는 사라진다.
잠을 못 이루는 불면증은 하나의 어둠이다
수면에 대한 바른 자각은 하나의 빛이다.

그러므로 불면증에서 벗어나기 위해
당신이 가장 우선적으로 해야 할 일은
잠이 안 온다고 안 마시던 우유를 들이키고
안 하던 운동을 지치도록 하고,
잠에 좋은 약과 음식을 찾아
동분서주 하는 것이 아니다.

당신이 우선적으로 해야 할 일은
잠이라는 생명작용을 좌지우지하려는
인위적인 모든 조작과 작위를 중단하고
잠에 개입하려는 당신의 생각을 바꾸어

잠이 근원의 힘에 의해 오가는 것임을
내밀하게 자각하는 일이다
그것이 잠에 대한 바른 자각이며
불면증이라는 어둠을
즉각 사라지게 하는 한 줄기 빛이다.

그런 자각은 짧은 시간에도 가능하다.
거기에 시간은 절대변수도, 종속변수도 아니다.
잠이 당신의 생각과 무관하며
잠이 당신의 의지와 무관하며
잠에 대한 당신의 개입이
무모한 짓임을 깨닫는 것은
짧은 시간에도 가능한 일이며
그런 자각이 생기는 순간
불면증이라는 어둠은 한 순간에 물러간다.

그저 잠을 자야 한다는 생각에 사로잡혀서
참고 버티고, 차를 마시고, 약을 먹고, 침을 맞고,
운동을 하는…… 그 모든 치유는
시간이 걸리고 고통이 가중되며 심신이 피폐하고
불필요한 인생의 낭비를 동반하는 하급의 치유다.

잠을 자야 한다는 생각에 사로잡히지 않고

인위적인 노력과 사투를 벌이지 않고.
잠에 대한 바른 자각을 가짐으로써
불면증을 벗어나는 것은
시간이 걸리지 않고, 그에 따른 고통이 없으며,
불필요한 인생의 낭비가 없는 상급의 치유다.

생명작용에 대한 바른 자각이 없는 사람에게
그것은 믿을 수 없는 일이며 경험이지만,
생명작용에 대한 바른 자각이 있는 사람에게
그것은 너무도 당연한 일이며 경험이다.

15 회피하기 대신 이해하기

우리는 모두 고통을 피하고 싶어 한다.
어떤 종류의 고통이든
그것을 반기는 사람은 없다.

그러나 고통은 언제나 제멋대로이다.
고통엔 그 어떤 자비도 연민도 없다.
고통은 우리의 고통을 즐기지도 않지만
고통으로 힘들어하는 우리에 대한 배려 역시 없으며
때로 절망에 이를 정도로 우리를 코너로 몬다.
이런 무표정하고 무자비한 고통이 다가올 때
겁을 먹고 고통을 피하려 드는 것은
어쩌면 당연한 일인지도 모른다.

그러나 아무리 고통을 피하고 싶어도
고통을 피하려는 마음만으로
고통을 면할 수 없다는 것을 알게 될 때,
고통 그 자체의 무게에

피하고 싶어도 피할 수 없는
고통의 중압감이 더해져
고통은 더 한층 커진다.

불면증이 있는 사람들이 바로 그런 예다.
불면증이 주는 고통에서 벗어나고픈 마음이 강하지만
그런 마음으로 고통이 해결되지 않는다는 것을 알 때
불면증으로 인한 고통이 점증하는 것이
불면증이 있는 많은 사람들의 딜레마다.

벗어나고 싶지만 오히려
그럴수록 불면증에 더 깊이 빠지는
이런 딜레마에 당신이 처해 있다면
그건 당신이 불면증을 지혜롭기 대처하기보다는
불면증의 고통을 피하기에 급급한
당신의 대책 없는 소극적인 태도 때문이다.

대상이 무엇이든
그 실체에 대한 객관적 접근 없이
대상에 대한 두려움으로 위축되어
심리적으로 회피하려고만 할 때
고통은 거의 무한대로 확장된다.

불면증이 있는 사람들의 경우
이런 과대망상에 빠진 사람들이 많다.
불면증으로 인생이 끝난 것처럼 생각하고
차라리 죽는 것이 낫다고 생각하는 등……
이런 생각에 빠진 사람들의 대부분은
불면증 자체가 가진 실체적 고통이 아니라
자신의 생각이 만들어낸, 실재하지 않는,
가상의 고통에 스스로 빠져 있다.

불면증이든, 대학입시든, 사업의 성패든……
세상의 모든 일엔 언제나 두려움이 있다.
실패에 대한 두려움
질병에 대한 두려움
불합격에 대한 두려움……
그러나 대상 그 자체에 없는 두려움을
마음으로 허황되게 지어내지 않는다면
고통의 지수는 현격하게 줄어들거나
또 소멸하는 경우가 의외로 많다

어떤 대상으로 인한 고통을 줄이거나 벗어나고 싶을 때
수동적인 회피는 언제나 가장 나쁜 방법이다.

불면의 고통이 있다면

그 고통을 벗어나고 싶다면
고통을 피하지 않고 맞대응해야 한다.
불면의 고통을 직시하고
불면의 고통을 이해하고
그 고통의 원인을 제대로 파악할 때,
고통을 피하기에 급급할 땐 보이지 않던
고통에 대한 바른 대처와
고통을 벗어나는 바른 길이 보인다.

16 마음의 풍랑 가라앉히기

누구도 풍랑이 이는 바다에 나가려 하지 않는다.
그랬다가는 풍랑에 휩쓸려 죽기 십상이란 걸 안다.
그래서 어부는 풍랑이 일면 배를 묶어두고 출어하지 않으며
해변에서 일하거나 노는 사람들도 서둘러 바닷가를 떠난다.
누가 시키지 않아도 그것이 바른 길이며
풍랑을 우습게보고 무모한 행동을 하는 건
죽음을 자초하는 짓이라는 것을 그들은 안다.

물질세상의 이런 풍랑이 마음세상에도 있다.
마음세상에서 일어나는 풍랑이란
바로 우리 마음 안에서 일어나는
고뇌, 갈등, 분노, 번민, 공포, 불안, 두려움 등이다
그리고 당신에게 불면증이 있다면,
당신 안에서 일어나는 풍랑은 메가톤급이다.

많은 사람들이 불면증이 일으키는 그 마음의 풍랑에
아무런 저항도 하지 못하고 벌벌 떨고

마침내는 그 풍랑에 휩쓸려 모든 것을 잃는다.

그러나 그들을 그렇게 만든 것은
불면증이 아니라 바로 그들 자신이다.
스스로 온갖 마음의 풍랑을 만들어놓고
그 풍랑으로 힘들어하고 고통받는 것이
불면증이 있는 많은 사람들이 하는 짓이다.

마음에서 일어나는 풍랑의 문제는
그것이 내가 만들어낸 풍랑이며
동시에 내가 해소할 수 있는 거라는 걸
스스로 알기가 어렵다는 점이다.
걱정이 일어나면 걱정으로 괴로워하고
불안이 일어나면 불안으로 괴로워할 뿐
걱정과 불안의 원인을 밝게 알기 어렵다.
따라서 마음의 풍랑을 일게 하긴 쉬워도
거기서 발을 빼는 건 어렵다.
불안과 공포를 만들어내는 건 쉬워도
그걸 없애는 건 너무도 어렵다.
일단 생겨난 걱정과 불안은 잘 사라지지 않고
없애려고 애를 쓰면 쓸수록 더 강해진다.

불면증이 있는 사람이 그 대표적인 예다.

잠이 안 오는 날이 이어지면

걱정, 불안, 두려움을 한껏 만들어내고
스스로 그 안에 빠져 어쩔 줄을 모른다.
그러나 그 모든 불안, 공포, 두려움은
자신이 만들어낸 마음의 풍랑일 뿐이다.

당신이 만들어낸 그런 마음의 풍랑은
얼마든지 당신 스스로 해소할 수 있다.
아무리 불면증이 겁이 나고 불안해도
그것이 내가 만들어낸 허상임을 자각할 때
전심전력으로 그 자각만을 굳건히 붙들 때
불면증이 일으키는 마음의 풍랑은
저절로 힘을 잃고 수그러든다.

17 불면증 치유에 가장 효과적인 행

하나의 결과를 얻기 위해선
언제나 하나의 행이 필요하다.
성공을 얻기 위해선 노력이,
사랑을 얻기 위해선 구애가,
건강을 얻기 위해선 운동이 필요하다.

이것들이 눈에 보이는 행이라면
눈에 보이지 않는 행도 있다.
그것은 생각과 감정의 행이다.
그리고 불면증의 극복에는
눈에 보이지 않는 이 행이
눈에 보이는 행보다 훨씬 중요하다.
불면증에 좋은 약이나 음식을 먹고
운동을 하고, 햇빛을 쏘이는 등등의
눈에 보이는 행들은
불면증을 벗어나는 일에
거의 아무런 소용이 없다.

그런 것들을 열심히 하면
불면증이 치유된다고 말하고
불면증이 사라진다고 생각하고
불면증이 사라진다고 믿는 건
그야말로 무지며 착각이다.
실제로 그렇게 해서
불면증이 나은 사람은 별로 없다.

불면증 치유의 핵심적인 행은
눈에 보이는 행이 아니라
눈에 보이지 않는 행이며
이것이 치유에 보다 결정적이다.
다시 말해 당신이 불면증에 대해
어떤 생각과 감정을 일으킨다면
바로 그것이 불면증 치유를 위한
결정적인 행이 된다.

잠은 생각과 감정이라는 물감으로
마음이란 화폭에 그리는 그림이다.
따라서 당신이 잠에 대해
불안한 생각과 감정을 가진다면
당신은 마음의 화폭에
이미 불면증이라는 그림을 그리고 있으며

불면증이라는 결과를 결코 피할 수 없다.

그러나 그 반대라면,

잠에 대해 낙관적인 태도를 가진다면

'어제는 못 잤지만 매일매일은 다른 거야.'

'내리막이 있으면 오르막도 있는 거야.'

'언젠가 모든 건 끝이 있어. 불면증도.'

당신이 이런 생각과 감정의 그림을 그린다면

당신은 이미 불면증을 벗어나는 길을 걷고

불면증을 벗어나는 행을 하고 있는 것이다.

불면증을 벗어나기 위해

동분서주 약을 찾아 헤매고

억지로 고단한 운동을 하고

일부러 조용한 음악을 듣는,

눈에 보이는 행은 조악하고 어설프다.

밖으로 설레발을 치는 그런 행보다

더 효과적이고 결정적인 행이 있다.

그건 바로 당신의 내면에서 잠에 대해

낙관적인 생각과 감정을 갖는 것이다

불면증 치유에 그보다 더 좋은 행은 없다.

18 불면증은 머피의 법칙?

아무리 잠을 자고 싶어도,
아무리 잠이 올 것 같아도,
어김없이 잠이 안 오고,
불면증이 반복될 때,
당신은 머피의 법칙을 떠올린다.
'해도 해도 좋은 결과는 없어.'
그러나 그것은 당신의 착각이다.
해도 해도 좋은 결과가 없는 것은
당신 마음의 무게추가,
다시 말해 당신 에너지의 무게추가
좋지 않는 결과에 가 있기 때문이지
나쁜 현실이 예정되어 있기 때문이 아니다.

불면증은 마음의 향배를 따른다.
표면적으로는 행복한 결과를 원하지만
내면으론 불행한 결과를 두려워한다면
마음의 무게추가 불행에 가 있으며

불행이 당신의 현실이 되는 것을 피할 수 없다.

당신은 반발할지 모른다.
'나는 부정적인 생각보다는
긍정적인 생각을 더 많이 해요.
잠에 대해 근심걱정 같은 건
별로 하지도 않아요.
난 그냥 잠이 안 올 뿐이에요.'
그러나 그런 일은 결코 없다.
긍정적인 생각이 99%이고
부정적인 생각이 1%라는 건 중요하지 않다.
중요한 것은 생각의 부피가 아니라 밀도다.
당신의 마음 속, 아무도 모르는 그곳에
불면증에 대한 불안과 공포가 보다 크다면,
99%의 긍정적인 마음은 표면적이고
1%의 부정적인 마음이 근원적이라면,
당신이 잠 못 자는 현실은 너무도 당연하다.

불면증은 머피의 법칙이 아니다.
불면증은 그저 마음의 무게추로 좌우된다.
보다 깊은 당신의 내면의 무게추는 어디에 있는가?
그것을 아는 것이 불면증 해결의 단초다.

19 잠재의식 바꾸기

아무리 원하지 않아도, 아무리 노력해도
이러면 안 된다고 생각하고, 이것은 아니라고 생각해도
잠에 대한 불안과 공포가 자기도 모르게 일어난다면
그건 당신이 잠재의식의 노예가 되어 있기 때문이다.

잠재의식은 당신이 입력한 생각과 감정을 따른다.
당신이 극심한 불안과 공포에 빠진 적이 있다면
그것은 어김없이 당신의 잠재의식으로 내려가
당신의 현재의식을 지배한다.
다시 말해 아무리 그렇게 하지 않으려 해도
아무리 불안과 두려움을 느끼지 않으려 해도
당신 안에 있는 잠재의식은
애초에 잠재의식이 만들어진 상황과 유사한 상황이 오면
어김없이 불안과 두려움이라는 잠재의식을 발동시켜
불안하지 않고 두려워하지 않으려는 현재의식을 지배한다.

잠재의식에는 옳고 그름이 없다.

잠제의식에 진실과 거짓은 없다.
당신이 반복적으로 어떤 생각을 하고
당신이 집중적으로 어떤 감정을 갖는다면
당신의 잠재의식은 옳고 그름과 상관없이
그 생각과 감정을 진실로 받아들이고
그 생각과 감정을 현실에 토해낸다.

당신을 지배하는 것은 의식이 아니다.
당신을 지배하는 것은 잠재의식이다.
숱한 나날 부정적인 생각을 하고
그것이 잠재의식화 된 상태에서
잠시 긍정적인 생각을 하는 건
언 발에 오줌 누기처럼 아무 효과가 없으며
당신의 잠재의식에 입력된 정보가
당신의 현실이 되는 것을 막을 수 없다.

당신의 현실을 바꾸고 싶다면
당신의 잠재의식을 바꾸어야 한다.
당신이 불면증을 벗어나고 싶다면
역시 당신의 잠재의식을 바꾸면 된다.

잠재의식을 바꾸는 방법은
잠재의식 속으로 들어갔던

그때의 생각과 감정 못지않은
강렬한 생각과 감정을 갖는 것이다.
당신의 지금 불면증이 어떻든
불면증이 잉태하는 감정이 어떻든
보다 강렬하게, 보다 집요하게,
물러서지 않고, 머뭇거리지 않고,
잠에 대한 낙관과 긍정을 갖는다면
그 의식이 잠재의식으로 내려가
기존의 잠재의식을 바꾼다.

잠재의식은 불가능을 가능으로 바꾼다.
현재의식으로는 절대 못 건너갈 외나무다리도
잠재의식으로는 얼마든지 태연히 건널 수 있다.
어제까지는 태산처럼 보였던 불면증이
오늘은 편안한 동네 뒷산이 될 수 있다.

20 나으려는 마음과 공부하는 마음

불면증이 있는 사람들이 흔히 하는 말은
어느 날 그냥 잠이 안 온다는 것이다.
그러나 그런 분들을 직접 살펴보면
거기엔 언제나 그럴 만한 이유가 있다.
그중에도 가장 독특한 특징은
불면증이 진아眞我가 존재의 성장을 위해
스스로 택한 공부라는 것이다.

우리의 진아는
우리가 누구든
부유하든 가난하든
사회적 지위가 높든 낮든……
그런 것엔 전혀 관심이 없다.
진아가 우리에게 원하는 것은
언제나 우리 존재의 성장이다.

우리는 행복을 통해 공부하지 않는다.

우리는 언제나 고통을 통해 공부하고
고통을 통해 성장한다.
병이나 실패, 슬픔으로 고통이 오면
우리는 그때야 비로소
행복할 때는 하지 않던 노력을 하고,
고통을 감내하고 극복하면서
존재의 성찰과 안목을 얻는다.

불면증의 고통도 그 연장선에 있다.
그러므로 그저 고통을 면하려는 마음으로
불면증이 치유하려는 건 언제나 한계가 있다.
그저 고통을 면하려고만 애쓸 때
고통을 통해 자신의 마음을 들여다보고
고통을 통해 얻어지는 존재의 성장이 없으므로
불면증의 치유는 그만큼 멀고 힘든 길이 된다.

마음과 존재에 대한 깊은 사유가
불면증 치유엔 꼭 필요한 전제다.
이 공부를 진지하게 하는 분들은
어느 날 자기도 모르게 불면증에서 벗어난다.
자신이 타고난 존재의 본질을 자각하고
내면에서 존재의 변화가 일어났으므로
불면증이 그 역할을 다하고 사라지는 것이다.

병에 걸린 사람치고 아무 생각 없이
병에 대해 아무런 공부도 하지 않고 지내는
그런 사람은 거의 없다.
병에 걸린 사람들은 고통에서 벗어나고픈 마음에
자신의 병에 대해 필히 공부하는 마음을 갖는다.
불면증이 있는 사람들 역시 동일한 마음이 있다.

이렇듯 낫고자 하는 마음엔
공부하는 마음이 뒤따른다.
나으려는 마음과 공부하려는 마음,
이것은 하늘을 나는 새에게
두 날개가 필요한 것처럼
고통이 있는 사람들이
고통을 벗고 해방되기 위해
반드시 필요한 치유의 두 날개다.

21 통찰 혹은 반복

불면증을 벗어나고픈 생각만으로
불면증을 벗어나는 건 어렵다.
불면증을 벗어나기 위해선
잠에 대한 생각이 획기적으로 바뀌어야 한다.
방법은 두 가지다.
하나는 생명원리에 대한 직관적 통찰이고.
또 하나는 그 원리에 대한 반복적 자각이다.

직관적 통찰은 단기간에 잠을 바꾼다.
한순간 생명원리가 통찰되면
한순간에 불면증이 사라진다.
그것은 산티데바의 말처럼
아무리 크고 무서운 죄를 지은 자라도
보리심에 의지해 찰나에 그 업을 벗는 것과 같다.

반복적 자각은 장기간에 걸쳐 잠을 바꾼다.
처음엔 생명원리에 대한 자각이 미약하지만

그것을 반복적으로 새기는 과정에서 자각이 깊어지고
어느 순간 불면증이 사라진다.
그것은 아무리 두껍게 쌓인 먼지도
쉼 없는 걸레질에 마침내 벗겨지는 것과 같다

잠을 바꾼다는 점에서 이 둘은 차별이 없다.
잠을 바꾼다는 점에서 이 둘은 우열이 없다.
둘의 차이는 그저 방법론의 차이다.
그리고 어쩌면 이 둘은 같다.
반복적 자각은 직관적 통찰로 변화되고
직관적 통찰은 반복적 자각으로 자라난다.
마치 꽃과 열매처럼 이 둘은 한 몸이다.

생명원리에 대한 직관적 통찰,
생명원리에 대한 반복적 자각,
이것은 놓칠 수 없는
불면증 치유의 핵심이며
이 둘 중 하나는 반드시 실천해야 한다.

22 스트레스에 대한 바른 이해와 태도

스트레스는 나를 이해하지 못하고
남(세상, 또는 현실)을 이해하지 못하고
나와 남의 관계에서 일어나는
부딪힘을 이해하지 못하는 데서
발생하는 심리적 마찰이다.

지금 내가 왜 이런 상황에 있는 것인지,
내가 왜 이런 고통을 당해야 하는지,
내가 왜 이런 대접을 받아야 되는지,
내가 왜 이런 억울함을 겪어야 되는지……
너무도 많은 "내가 왜?"란 질문이 이해가 안 될 때
그 정도에 따라 스트레스가 증감된다.

당신에게 생긴 불면증도 같다.
내게 왜 불면증이 왔고,
내가 왜 불면증을 겪어야 하고.
'내가 왜…?'라는 생각처럼

현재 상황이 잘 이해되지 않고
어떻게 대처해야 할지를 모를 때
잠에 대한 스트레스가 가중되고
불면증은 점점 더 깊어진다.

그러나 그것이 스트레스든, 불면증이든, 다른 무엇이든
그 모든 건 돌고 도는 길흉화복의 한 단면이다.
인생이란 필연적으로 길흉화복이 있고
그것은 고정됨이 없이 돌고 돈다.
좋을 때가 있으면 나쁠 때가 있고
나쁠 때가 있으면 좋을 때가 있다.
그것은 돌고 도는 계절의 변화와도 같다.

계절의 변화는 누구도 거스를 수 없듯이
인생의 길흉화복은 누구도 거스를 수 없다.
봄, 여름, 가을, 겨울이 자연의 이치이듯
돌고 도는 인생의 길흉화복은
누구도 피할 수 없는 삶의 이치다.
그러므로 당신의 의지와는 별개로
힘들고 고통스러운 일이 닥쳐 괴롭다면
그건 그저 돌고 도는 길흉화복에 따라
당신의 인생이 겨울에 이르렀다는 의미다.

이때 중요한 것이 중용의 마음가짐이다.
그건 인생의 봄이 왔을 때 그것이 영원하지 않음을 알고
인생의 봄에 온 행복에 매몰돼 너무 희희낙락하지 않고
내게 인생의 봄을 가져다준 하늘에 감사하고
내 인생의 행복을 세상과 나누는 마음을 갖는 것이다.
그건 인생의 겨울이 왔을 때 그것이 영원하지 않음을 알고
인생의 겨울에 온 역경과 불운에 너무 괴로워하지 말고
인생의 겨울이 다하면 인생의 봄이 온다는 사실을
가슴 깊이 새기고 용기를 잃거나 좌절하지 않는 것이다.
이런 중용의 마음가짐을 가질 때
그 어떤 스트레스도 이겨낼 수 있다.

겨울이 싫고 좋음의 대상이 아니듯
우리 인생의 스트레스는
기피의 대상이 아니라
내가 지나가야 할 인생의 과정이며
내가 넘어서야 할 인생의 성장통이다.

만일 우리에게 스트레스가 없다면
그 어떤 실패와 좌절이 없다면
노력하지 않아도 하는 일마다 성공하고
인내하지 않고도 쉽게 성취를 이룬다면
어둠을 벗어나 빛을 만나는 환희가 없다.

불행을 벗어나 행복을 만끽하는 기쁨이 없다.

그러므로 인생에 스트레스는 반드시 필요하다.
그건 인생의 밥상에 없어서는 안 될 반찬이다.
반찬 없이 밥만 먹는 것은 재미없다.
밥 없이 반찬만 먹는 것도 고역이다.
당신에게 이런저런 스트레스가 있는가?
그럼 그것은 당신 인생의 밥상이 보다 건강하고
당신의 영혼이 보다 성숙할 기회가 온 것이다.

스트레스는 당신의 영혼이 점프할 기회다.
당신은 그저 스트레스라는 인생의 숙제를
열린 마음으로 받아들이면 된다.
하나의 계절을 맞듯 그렇게 맞으면 된다.
'이건 내가 원하는 것이 아냐.'
이렇게 인생의 길흉화복을 거스르지 말고
'살다 보면 이런 날도 있는 거지.'
'좋은 날이 있으면 힘든 날도 있는 거지.'
'여기에도 무슨 하늘의 뜻이 있겠지.'
이렇게 인생의 길흉화복을 열린 마음으로 대하면 된다.

이렇게 스트레스에 열린 마음을 갖는 순간
그때까지 불행의 씨앗이었던 스트레스는

하루아침에 행복의 씨앗으로 탈바꿈한다.
스트레스에 대한 바른 생각을 갖는 순간
스트레스가 한 순간에 사라질 수도 있다.
이것은 우주(마음)의 오묘한 작용이다.
고통에 열린 마음을 갖는 순간
고통과 싸우고 저항하면서
이루어지는 영혼의 성장이
자연스럽게 완성된다.
그 순간 고통이 있을 필요가 없어진다.
그 순간 고통이 있을 의미가 없어진다.

열린 한 생각을 한 것밖에 없는데
어제의 불면증이 오늘 없어졌다면
그건 당신이 고통을 통해서 할 공부를
그 한 생각이 대신했기 때문이다.
그 한 생각으로 당신의 성장을 위해
우주가 당신에게 부여한
불면의 고통이 무의미해졌기 때문이다.

의미를 다 한 일은 사라진다.
의미를 다 한 하나의 계절이 사라지듯.
의미를 다 한 불면의 고통은 저절로 사라진다.

23 모순적인 주문을 해선 안 된다

몸이 아픈 사람들은 아프다는 생각을 늘 갖고 있다.

몸이 정상인 사람들은 자신이 아프다는 생각이 없다.

이것이 아픈 사람과 아프지 않는 사람의 차이다

불면증이 있는 사람들은 늘

불면에 대한 생각이 머릿속에 있다.

불면증이 없는 사람들은

불면에 대한 생각이 머릿속에 없다.

이것이 불면증이 있는 사람과

불면증이 없는 사람의 차이다.

머리가 좋은 분들은 여기서 뭔가를 알아차릴 것이다

그렇다. 마음과 몸은 연결되어 있으며

마음의 상태는 그대로 몸에 투영된다.

마음이 편안하면 몸도 편안해진다.

마음이 불안하면 몸도 불안해진다.

마음에 잠에 대한 불안과 공포가 있으면

그건 자동적으로 몸에 반영되어
편안하고 이완된 수면은 멀어진다.

불면증이 있는 많은 사람들이 이걸 놓친다.
마음과 몸이 연결되어 있다는 사실을 망각하고
마음은 불안하지만 몸은 편안하기를 바란다.
마음은 잠에 대한 불안과 공포가 가득하면서도
몸은 고요하고 평온한 수면이 깃들기를 바란다.
비올 때 햇빛을 바랄 수 없는 것처럼
겨울에 봄을 바랄 수 없는 것처럼
이런 이율배반적인 요구는 실현될 수 없다.

마음이 고요하면 몸도 고요하다.
마음이 고요하면 잠은 저절로 온다.
당신이 정말 잠을 원한다면
마음을 걱정과 불안으로 채우면서
그런 마음과 상관없이 잠을 바라는
모순적인 주문은 해서는 안 된다.
그건 이루어질 수 없는 꿈이다.

24 원인에 길이 있다

불면증은 일종의 어두운 동굴이다.
그 어두운 동굴을 벗어나는 길은
동굴의 상황을 무작정 견디는 것도 아니고
무턱대고 아무 길이나 헤매는 것도 아니다.
어떻게 하면 동굴을 벗어날 수 있는지 알고
어디로 가면 출구가 있는지를 알고
그리로 향한 길을 갈 때만
어두운 동굴을 벗어날 수 있다.

그러나 많은 사람들이 동굴에 빠진 이유를 모른 채
어두운 동굴 속을 헤매다가
불안한 마음을 진정시키는 약을 먹고
불안을 잊기 위해 수면제재를 먹는다.
그것은 동굴을 벗어나려는 것이 아니라
동굴 속에 머무는 것이다.
불면증이란 동굴을 벗어나는 유일한 길은
동굴의 어둠을 참고 견디는 것이 아니라

동굴에 빠진 원인을 아는 데 있다.

당신에게 불면증이 있다면
무턱대고 불면증을 벗어나려는 시도를 멈추고
불면증의 원인을 잘 가늠해야 한다.

그리고 불면증의 원인이 마음이라는 것을 알면
마음이 아닌, 약이나 음식을 찾는 것이
너무도 쓸데없는 짓이란 것을 알게 된다.
그때 당신은 쓸데없는 짓거리를 멈추고
잠을 욕심내거나 집착하지 않고
잠이 자연의 리듬을 따라 오가는 것을 깨닫고
또 자연스럽게 지켜보게 된다.
그때 마음은 절로 고요해진다.
마음이 고요해지면
몸도 따라서 편안해지고
잠은 저절로 제 자리를 찾는다.

언제나 불면증의 원인을 아는 것이
불면증의 동굴을 빠져나오는 길이 된다.
이것은 불면증뿐만 아니라
다른 모든 일도 마찬가지다.

25 불면증은 하나의 허구

불면증은 본래 허구다.
불면증이 있는 사람들은
불면증이 있다고 생각하고
불면증으로 힘들어하지만
그것은 스스로 불면증이란 가상의 감옥을 만들고
그 안에 스스로 갇힌 것일 뿐이다.
불면증이 없다고 생각하는 순간
어제까지 당신을 괴롭히던 불면증이 사라지고
한순간에 정상수면이 찾아오는 것이 그 증거다.

마음엔 어떤 고정된 실체가 없다.
그러나 당신이 우연히 잠을 못잔 하루를
하나의 고정된 실체로 생각하는 순간
불면증이란 감옥이 만들어지고
당신은 그 안에 갇히게 된다.
당신이 그 안에서 아무리 울부짖어도
우주의 입장에서 당신은 한심하다.

당신은 당신의 상상으로 만든 감옥에
스스로 갇혀 난리를 치는 것뿐이다.

당신이 있다고 발버둥치는 그 불면증은
오로지 당신의 생각이 만들어낸 허구다.
없는 것을 있다고 생각하는 것이
불면증이 존재하는 유일한 이유다.
당신이 당신 생각의 허구를 자각하는 순간
있다고 생각한 불면증은 저절로 사라진다.

본래 없는 것을 없다고 자각하는 것이
본래 없으니 없애려고 애쓰지 않는 것이
불면증을 벗어나려는 온갖 짓거리가
정말 웃기는 일이라는 것을 자각하는 것이
정상수면으로 가는 바른 길이며 빠른 길이다.

26 내 마음에 봄이 오면

겨울은 춥고 얼음이 어는 계절이다.
그러나 아무리 두껍게 언 얼음이라도
봄의 햇살이 닿으면 힘없이 녹는다.
아무리 불을 붙이고 장작을 태워도
끄떡하지 않던 얼음도 봄 햇살을 이기지 못한다.

지금 당신에게 불면증의 고통이 있다면
당신의 마음은 겨울의 한가운데 와 있다.
불면증의 고통이 오래되었다면
당신 마음의 겨울이 그만큼 길고
당신 마음의 얼음은 그만큼 두껍다.
그 두꺼운 얼음을 녹이기 위해선
종이 몇 장, 장작 몇 개가 아니라
당신 마음에 봄을 불러들이는 것이 상책이다.

당신 마음에 봄을 불러들이는 방법은
잠을 당신 생각으로 좌지우지하려 하지 말고

잠 그 자체의 온전한 생명작용을 믿는 것이다.

당신은 그 옛날 불면증이 없었을 때
잠 그 자체의 온전한 생명작용을 믿었다.
잠에 대한 그 어떤 걱정도 불안도 없었다.
그 마음이 바로 잠의 생명작용을 믿는 마음이다.
당신은 지금 그 마음을 회복해야 한다.

그것을 위해 당신이 지금 해야 할 일은
불면증의 약을 찾아 헤매는 것이 아닌,
태어나면서부터 당신에게 있는
그리고 잠의 생명작용을 주관하는
근원에 대한 자각과 믿음을 일깨우는 것이다.

두껍게 얼었던 당신의 마음을 녹이는
봄이 오는 신호는
당신 마음 안에서 자라나는
근원에 대한 굳은 믿음과 신뢰다.
진정으로 그것을 믿을 때
당신의 마음은 절로 편안해진다.
당신의 수면도 절로 좋아진다.
그것으로 불면의 고통은 끝난다.

27 자각은 새 세상을 향한 통로

무언가에 대한 당신의 새로운 자각은
오래되고 낡은 생각의 세상을 벗어나
새로운 세상으로 향하는 문을 연다.
만일 지금 당신에게 어떤 변화가 필요하고
그 변화를 하나의 탈출구로 삼고 싶다면
지금의 당신을 사로잡고 있는 생각을 떠나
새롭고 신선한 자각에 눈뜨는 것이 길이다.

불면증이 있는 당신이라면 더욱 그렇다.
불면증에 대해 아는 것이 아무리 많아도
그것이 불면증에 별다른 도움이 못된다면
당신은 그 쓸모없는 낡은 앎을 떨치고
당신을 고통에서 해방시켜줄
새롭고 진실한 자각을 향해
두려움 없는 전진을 해야 한다.

잠에 대한 새롭고 진실한 자각이란

잠이 근원이 하는 생명작용이며

생명작용의 원리에 따라 스스로 오가는 일이며
생각과 의지의 대상이 아니라는 자각이다.
이것이 잠에 대한 새롭고 진실한 자각이다.

따라서 잠이 오면 오는 것이고
잠이 안 오면 안 오는 것이며
그 자체엔 아무런 문제가 없다.
그러므로 잠이 오지 않는다고
잠에 어떤 영향력을 발휘하고
당신의 욕심대로 잠을 움직이려 했다면
그것이 불면증의 주범임을 알아야 한다.
그동안 당신이 무수한 해온 시도들,
우유를 먹고, 햇빛을 보고, 운동을 하고,
반신욕을 하고, 수면에 좋은 무언가를 먹는……
그런 짓거리로 불면증을 고치려 했다면
바로 그것이 불면증의 주범임을 알아야 한다.

그것은 마치 전쟁에서 적의 장수는 놔두고
적의 졸병을 잡는 데 혈안이 된 것과 같다.
하급 졸병 몇 명을 제거한다고 전쟁을 이길 수 없다.
전쟁을 이기기 위해선 적의 중심인 장수를 잡아야 한다.

그래야 전쟁이 끝난다.

자질구레하고 피곤하기만 한 졸병들과의 싸움은
에너지를 낭비하는 소모적인 방법이지만
적의 장수를 잡는 치명적인 한 수는
적과의 전쟁을 단번에 승리로 이끈다.

잠에 대한 새롭고 진실한 자각은
불면증의 고통을 빠르게 해결한다.
그것은 적의 핵심인 장수를 잡아
일시에 전쟁을 끝내는 것과 같다.

잠에 대한 새롭고 진실한 자각으로
일어나는 마음이란 어떤 마음인가?
그것은 근원이 하는 일에 대해
그 어떤 의심도 없는 마음이다.
그것은 천길 절벽 끝에서 두려움 없이
앞으로 한 발짝 내딛는 그런 마음이다.
당신이 잠에 그런 마음을 가진다면
새벽이 오면 어둠이 물러가듯
불면증이 당신에게 붙어 있을 수 없다.

28 자신감의 중요성

자신감이란 나를 믿는 마음이다.
병의 극복에는 이만한 약이 없다.
좋은 약을 찾고, 좋은 병원을 찾고,
좋은 의사를 찾는 것도
병에 대한 자신감을 갖기 위해서다.
절망적인 상황을 벗어나려고 발버둥치는 것도
절망적인 상황에서 벗어나
삶에 대한 자신감을 갖기 위해서다.

경우의 수에 따라
이리저리 생각이 변하고 자신감이 없다면
마음이 늘 불안하고 긴장될 수밖에 없다.
그런 마음이 잠과 연관되면 불면증이 되고
그런 마음이 신경적인 것과 연결되면
강박증, 우울증, 조울증 같은 신경증이 된다.
이 모두는 자신감이 없는 데서 오는 일이다.

자신감을 얻는 비결은 진실이다.
진실을 알면 그건 그대로 믿음이 된다.
진실을 알면 그건 그대로 자신감이 된다.
진실을 아는 것보다 더 큰 자신감은 없다.

불면증을 벗어나는 진실은 무엇인가?
그건 근원의 힘이 알아서 조화롭게
생명작용을 온전히 돌본다는 것이다.
그건 근원의 힘이 알아서 조화롭게
잠을 온전히 오가게 한다는 것이다.

여기에 토를 달고 의문을 품을 필요는 없다.
생명작용을 보면 의문은 쓸데없는 것이 된다.
내 생명작용은 내 뜻과 상관없이 돌아간다.
내 호흡은 내 생각과 상관없이 조화롭게 오간다.
내 심장은 내 생각과 상관없이 조화롭게 뛴다.
생명작용의 그 온전한 움직임을 보면
불가지의 어떤 힘이 나를 대신해
나를 온전히 돌본다는 것을 인정하게 된다.
내 잠도 그의 소관사항임을 인정하게 된다.
그와 더불어 불면증은 자동적으로 사라진다.

29 절실한 만큼 낳는다

세상의 모든 만물은 자신의 본성을 다한다.
바위, 나무, 꽃, 풀, 비, 바람 등
만물은 스스로의 본성을 다하며 존재한다.
꽃은 적당히 되는 대로
아무렇게나 피어나는 것이 아니다.
꽃은 자신의 본성인 꽃을 피우는 일에
결코 게으르거나 나태하지 않다.

꽃은 꽃을 피우는 일에 최선을 다해
존재의 본질을 드러낸다.
꽃만 그런 것이 아니다.
인적이 없는 심산유곡에 자라는 나무도
아무도 알아주지 않는 한 포기 잡초도
묵묵히 자신의 본성을 다하며 성장한다.

우리를 둘러싼 모든 만물은
모두 그렇게 자신의 본성을 다해 존재한다.

거기엔 성실함이 있고 불굴의 의지가 있고
절대 긍정의 마인드가 있고 절실함이 있다.

봄날 여린 새싹이 굳은 땅을 뚫고 머리를 내미는 것은
단순한 생물학적 작용이 아니다.
거기엔 생명이 근원적으로 배태하는 절실함이 있다.
꽃이 피는 것은 꽃의 마지막 단계다.
꽃이 피는 것은 꽃이 할 수 있는
모든 절실함을 다한 뒤의 결과다.

할 수 있는 모든 노력을 다한 절실함이
세상 모든 만물들의 숨은 모습이다.
꽃은 꽃의 절실함이
풀에는 풀의 절실함이
비에는 비의 절실함이
바람엔 바람의 절실함이 있어
자연이 조화롭고 건강하고 아름답다,

만물이 그 절실함으로 존재하듯
불면증이 있는 사람도
절실함이 있어야 한다.
절실함이란 집착이 아니다.
그건 아무런 선입견 없이

가불가를 따지지 않고
진실한 한 생각을 하는 것이다
진실한 한 행동을 하는 것이다.

아무리 애를 써도 낫지 않던 불면증이
한마디 진실에 정상수면이 되는 것은
불면증의 동토를 뚫고 나오는
진실한 생각과 행동 때문이다.

중요한 것은 당신의 일상적 태도다.
그건 당신의 일상적인 태도가
일상적인 일에만 적용되는 것이 아니라
당신의 매사에 그대로 적용되기 때문이다.
당신이 매사에 절실함으로 임한다면
모든 일에 성심성의를 다한다면
당신은 그 어떤 난관도 넘어설 수 있다.
그러나 당신에게 절실함이 없다면
매사 건성이고 대충대충 한다면
바로 당신의 그런 태도로 인해
불면증의 난관을 넘어서기 힘들다.

그러나 불면증은 반드시 치유된다.
그 진실이 당신의 것이 되기 위해선

당신에게 반드시 절실함이 필요하다.

당신이 정말 절실할 때
당신 안에서 답이 나온다.
당신이 정말 절실할 때
당신의 눈에 해법이 보인다.
절실함은 하늘을 감동시키고
문제를 해결하는 키key가 된다.

30 미움과 증오도 불면증의 원인

타인에 대한 미움과 증오는
불면증으로 연결될 수 있다.
누군가가 싫다면
같이 있는 것이 싫고
마주하는 것도 싫고
밉고 거북하고 불쾌하고
나에게 한 나쁜 짓이 생각나
잠자리에 누워서도 마음이 괴롭다면
그것이 불면증의 원인이 될 수 있다.
미움이나 증오와 같은 순화되지 않은
격한 감정들은 그것이 무엇이든
몸에 긴장을 조성하여
편안한 이완상태인 잠을 방해하고
불면증을 유발할 수 있다.

그런 감정을 해소하는 가장 좋은 방법은
그것을 측은지심으로 전환하는 것이다.

'저놈은 미워. 같이 있기도, 말을 섞기도,
이 세상 아래 같이 존재하는 게 싫어……'
이렇게 미움과 증오를 부추기지 말고
'사람은 누구나 부족한 게 있어.
저 사람도 나쁜 게 아니라 부족한 거야.
생각이 부족하고 남에 대한 배려가 부족하고
부족한 건 나도 많지. 나도 한때 그랬어.'
이렇게 생각을 바꿔먹는 것이다.

사실 모든 미움과 분노는 다른 사람을
이해하지 못하는 데서 나오는 반응이다.
상대의 말과 행동을 이해하지 못하다 보니
그에 대한 미움과 분노가 생기는 것이다.

상대를 이해하고 용서하는 마음을 가지면
상대에 대한 미움과 증오가 측은지심으로 바뀐다.
상대에 대한 미움이나 증오가 측은지심으로 바뀌면
미움이나 증오가 일으켰던 감정적 파동이 줄어들고
그 감정적 파동이 일으켰던 불면증이 수그러든다.

31 대충 공부하고 좋은 대학에 들어갈 수는 없다

많은 사람들이 잠자는 문제로 고민하는 것은
잠자는 문제가 그만큼 중요하기 때문이다.
아무리 의식주가 풍요하고
모든 일이 순풍에 돛단 듯해도
잠을 못자 괴롭다면 모든 것이 무의미해진다.

불면증이 있는 사람들은
그래서 정말 열심히 노력한다.
챙겨먹을 것은 다 챙겨먹고
운동이란 운동은 다 하고
할 수 있는 것은 다 한다.
그러나 그렇게 해서 불면증이 나은 사람은 드물다.
그건 마치 시험문제와 상관없는 공부와도 같다.
아무리 공부를 해도 시험에 나오지 않는 내용이라면
성적 향상에 별 도움이 되지 않는 공부라면
시간과 노력만 들어가고 얻는 성과는 없다.

불면증도 마찬가지다.

아무리 노력을 하고 발버둥을 쳐도

그것이 치유에 도움이 되지 않는 것이라면

그것이 치유의 핵심을 비껴가는 것이라면

시험에 나오지 않는 공부에 매달려

시간과 에너지를 낭비하는 것과 별로 다르지 않다.

좋은 대학에 들어가기 위해선

시험에 나올 만한 내용을 지혜롭게 공부하고

어떤 문제가 나와도 풀 수 있도록

핵심을 붙드는 공부를 해야 하듯이,

불면증이라는 문제가 있고

불면증이라는 문제를 풀어야 한다면

그 문제를 근본적으로 해결하는

핵심을 찌르는 공부를 해야 한다.

불면증이라는 문제를 푸는

핵심적인 공부란 무엇인가.

그것은 아무거나 닥치는 대로가 아닌

지혜로운 공부를 말하며

끈기있는 공부를 말하며

중단없는 공부를 말하며

불퇴전의 공부를 말하며

정각正覺의 공부를 말한다.

그것은 생명원리를 공부하고
그 공부를 끈기있게 해나가고
그 공부를 중단없이 해나가고
그 공부를 물러섬이 없이 해나가고
정각正覺을 놓지 않는 공부를 말한다.

당신에게 불면증이 생겼고
그 문제를 풀어야 한다면
공부의 핵심을 놓치지 않는 학생처럼
생명원리의 핵심을 놓치지 않아야 한다.
처음 얼마간은 열심히 핵심을 새기다가
시간이 지나면 핵심을 놓치고 헤매는
느슨한 공부로는 불면증의 완치가 어렵다.
공부를 대충하고 좋은 대학에 들어갈 수 없듯이
핵심이 미진한 공부로는 불면증이 나을 수 없다.

32 진실에 무릎치기

꽃을 피우기 위한 최선은
꽃에 집착하는 것이 아니라
그저 물을 주는 일에 정성을 다하는 것이다.
불면증을 벗어나기 위한 최선은
잠에 집착하는 것이 아니라
그저 생명원리의 자각에 정성을 다하는 것이다.

정성을 다하는 것엔 서두름이 없다.
서두른다고 꽃이 더 빨리 피지 않고
서두른다고 불면증이 더 빨리 낫지 않는다.
꽃이 피는 데는 결코 "빨리"라는 것이 없다.
불면증이 낫는 것도 결코 "빨리"라는 것이 없다.
꽃을 빨리 개화시키기 위해 서두르는 일이
오히려 꽃을 죽게 하는 일이 되는 것처럼
불면증에서 빨리 벗어나기 위한 욕심으로
서두르고 초조한 마음을 갖는 것은
불면증의 치유를 방해한다.

수분이 적당하고 햇살이 적당하면
서두르지 않아도 자연히 꽃이 핀다.
생명원리를 공부하고 그 공부가 무르익으면
자연히 불면증이 물러가고 정상수면이 온다.

그런 일은 시간을 많이 들이고
애를 쓰고 땀을 뻘뻘 흘리는 일이 아니다.
그것은 그저 진실을 곱씹기만 하면 된다.
그럼 어느 순간 "그렇군." 하는
진실의 무릎치기가 나온다.

이틀 만에 불면증이 사라진 어떤 사람이
나에게 이런 문자를 보냈다
"어제는 몰랐는데 오늘은 알겠어요!"
이것이 바로 진실의 무릎치기다.
어제는 몰랐는데 오늘은 아는 것,
그 찰나의 깨달음, 그것이 무릎치기다.
그 사람은 그것으로 불면증이 사라졌다.

33 불면증을 벗어나는 사랑

모든 만물은 사랑을 통해 완전한 결합을 이룬다.
사람 역시 사랑을 통해 완전한 결합을 이룬다.
일체를 이루는 데는 사랑보다 더한 것이 없다.
일체를 이루는 데는 사랑보다 완전한 것이 없다.

우리 몸의 정상적인 생명작용은
나와 근원 사이에
그런 사랑이 있음을 보여준다.
내 심장이 온전하게 돌아가고
내 호흡이 온전하게 오가는 것은
그런 사랑의 증표다.

그러므로 나에게 불면증이 있다는 것은
나와 근원 사이에
그런 사랑이 없다는 증거다.
근원의 힘에 나를 믿고 맡기는 대신
술과 약 등의 온갖 수단을 동원하고

잠을 돌보는 근원의 영역에 끼어들어
온갖 걱정을 하는 것이 바로 그것이다.

정상수면으로 돌아가고 싶다면
당신이 할 일은 너무 간단하다.
그건 근원을 지극히 사랑하는 것이다.
근원이 하는 생명작용을 무한 신뢰하는 것이다.
심장이 조화롭게 뛰게 하고 호흡이 조화롭게 들고나게 하듯
잠 역시 근원이 조화롭게 오가게 하는 것임을 믿는 것이다.
그런 사랑과 믿음이면 불면증은 저절로 정상수면이 된다.

목숨이 아깝지 않을 정도로
무언가를 지극히 사랑할 때
당신이 원하는 것이
당신 손에 들어온다.
목숨이 아깝지 않을 정도로
근원을 지극히 사랑할 때
당신이 원하는 잠이
당신 손에 들어온다.
결코 적당히 사랑해서는
사랑의 대상을 얻을 수 없다.

34 불면증 극복에 의지는 독이다

우리의 생각과 감정과 행동에는
항상 의지의 힘이 작용한다.
생명이 존재하기 위해
의지는 필수불가결한 힘이다.
아무리 작은 일도, 대단히 큰일도
거기엔 의지의 힘이 작용한다.

의지는 내가 무언가를 하고자 할 때
거기에 에너지를 더해 그것을 이루는 힘이다.
나쁜 짓을 하려고 마음을 먹는다면
의지는 그 일이 가능하도록 힘을 보탠다.
좋은 일을 하려고 마음을 먹는다면
의지는 또 그 일이 가능하도록 힘을 보탠다.

이렇듯 의지란 자아실현의 수단일 뿐
그 자체로 좋고 나쁨이 없다.
그러나 의지를 불면증의 극복에 쓰는 건

독약을 먹는 것과 같다.

잠과 의지는 물과 불의 관계다.
잠은 의지가 없는 현상이며
의지는 정반대의 작용이다.

잠을 자기 위해 수면제를 먹고
잠을 자기 위해 잠에 좋은 음식을 먹고
잠을 자기 위해 잠에 좋은 차를 마시고
잠을 자기 위해 잠에 좋은 침을 맞고
잠을 자기 위해 잠에 좋은 한약을 먹고……
"잠을 자기 위해"라는 전제가 있는 이 모든 일들은
그 안에 내가 있고, 내 의지가 있다.

이렇게 잠에 의지가 개입하는 것은
잠을 자려는 것이 아니라
잠을 깨우는 것이나 같다.
아무리 의지해도 잠이 안 오는 건
그래서 너무도 당연한 일이다.
잠을 깨우면서 잠을 자려고 하니
어떻게 그게 가능할 수 있겠는가.

잠이 흐르는 강물이라면

당신은 그 강 위에 뜬 배다.
배는 강의 흐름을 따라야 한다.
배는 강의 흐름을 거스를 수 없다.
잠을 위해 당신이 의지를 발휘하는 것은
강의 흐름을 거스르는 역행이다.
그 시도는 결코 성공하지 못한다.
그 시도는 당신을 지치게 할 뿐이다.

잠을 자고 싶다면 잠에 대한 의지를 놓고
강을 따라 흘러 내려가는 배처럼
생명의 자연스런 흐름을 타야 한다.
잠에 대한 의지를 놓는 일만으로도
불면증은 정상수면의 흐름으로 들어선다.

35 밤은 가고 새벽은 온다

사람들이 세상을 대하는 자세엔 두 가지가 있다.
하나는 세상을 머리로 이해하고
다른 하나는 가슴으로 이해한다.
그리고 불면증이 있는 사람들은
세상을 머리로 이해하는 사람들이다.

머리로 세상을 이해하는 사람들은
불면증을 낫기 위해 머리를 쥐어짠다.
할 수 있는 모든 수단을 강구하고
할 수 있는 모든 수단을 다 해도
불면증이 낫지 않으면 머리의 혼란과 절망에 빠진다.
할 수 있는 것을 다 하고 온갖 지혜를 다 했는데도
잠이 오지 않으니 머리가 갈피를 못 잡는 것이다.

그러나 그것은 불면증이 해결난망한 일이어서가 아니라
머리의 일이 아닌 것을 머리로 해결하려 하기 때문이다.
잠이 머리의 일이라면

당신이 머리로 명령을 내리는 순간
잠이 머리의 명령을 따라야 하지만
그런 일은 일어나지 않는다.
당신이 아무리 머리를 통해
잠을 부르는 명령을 내려도
잠은 머리의 명령을 따르지 않는다.

잠은 존재의 일이다.
잠은 가슴의 일이다.
불면증을 해결하기 위해선
머리에서 가슴으로 가야 한다.
머리에서 가슴으로의 여행은
생각에서 느낌으로의 여행이다.

그러므로 불면증이 있는 당신이 해야 할 일은
잠에 대한 머리의 개입을 중지하고
잠이 오고가는 존재의 생명활동을
가슴으로 온전히 체감하는 것이다.
잠에 대한 가슴의 온전히 체감은
진정으로 사랑하는 남녀의 모습과 같다.
그를 생각만 해도 가슴이 행복한 그런 사랑이
잠에 대한 가슴의 온전한 체감이라 할 수 있다.

아무리 잠이 오지 않아도

머리로는 잠이 오지 않을 것 같아도

존재가 존재의 일을 할 것임을

뿌리가 잎을 온전히 돌볼 것임을

근원이 나를 알아서 재울 것임을

가슴이 온전히 체감할 때

가슴이 온전히 믿을 때

내 몸의 생명작용이 온전히 구동된다.

잠은 저절로 온다.

달이 차면 저절로 기우는 것처럼.

바람이 불면 구름이 걷히는 것처럼.

36 문제 그 자체는 문제가 아니다

"불면증을 벗어날 수 있을까요?"
불면증으로 오래 고생을 한 사람들을 만나면
모두 이런 말을 한다.
그러나 결론은 간명하다.
당신의 상태가 어떠하든
불면증은 벗어날 수 있다.

당신의 문제는 그저 길을 모른다는 데 있다.
불면증이 생긴 이래로 당신은 자신을 잃었다.
흔들리는 갈대처럼, 구르는 낙엽처럼
조그만 걱정에도 나약하게 흔들리고
인생의 희망을 꿈꾸는 것이 아니라
모든 것을 암울하고 절망적으로 보며
생존 자체를 거대한 벽으로 느낀다.

그러나 벗어날 수 없는 불면증은 없다.
당신이 오랜 세월 불면증을 벗어나지 못한 건

당신이 불면증을 벗어날 수 없기 때문이 아니라
그저 길을 잘못 들어섰기 때문이다.

불면증은 당신 안에서 생긴 일이므로
당신은 반드시 그 안에서 길을 찾아야 한다.
안에서 찾는 길이란
약이나 운동, 먹거리 나부랭이가 아니다.
당신이 불면증을 해결하는 유일한 방법은
밖으로 길을 찾는 발길을 멈추고
당신 안으로 들어가
찬찬히 자기를 돌아보는 것이다.
지금의 불면증이 왜 왔는지
매듭의 원인이 무엇인지
무엇을 어떻게 해야 하는지……

안으로 들어가 자신을 찬찬히 살피면
자신이 마음 밖에서 해온 일들이
불면증을 해결하는 길이 아님이 보인다.
약을 먹고 운동을 하고 음악을 듣는 일로
불면증이 사라지는 것이 아님을 알게 된다.
그리고 잠이란 그런 인위적인 시도나
조작이 필요한 것이 아님을 깨닫게 된다.
이런 자각이 당신 안에서 꿈틀거린다면

당신은 불면증이 호전되는 길을 가게 된다.
이런 불면증의 호전은 불면증에 대한
당신의 바른 안목과 태도에서 비롯된다.

인생의 문제는 항상 문제 그 자체가 아니라
문제를 대하는 우리의 태도에 있다.
인생의 문제란 우리의 성장동력이므로
문제 그 자체는 언제나 문제가 아니다.
인생에 문제가 없고 매사 순탄하다면,
인내도, 겸손도, 안목도, 지혜도 배우지 못하고
그저 자기밖에 모르는 망나니가 되지 않겠는가.

그러므로 당신의 불면증은 전혀 문제가 되지 않는다.
불면증을 벗어나기 위해 사방팔방으로 헤매는 일도
마음 안의 문제를 마음 밖에서 해결하려는 시도도
인생의 좋은 경험이며, 그 실패와 오류의 극복을 통해
그것이 아니었으면 결코 얻지 못했을,
인생의 바른 안목과 태도를 당신은 얻게 된다.
그러니 불면증이 있다고 징징대거나 투덜거릴 건 없다.
당신은 그 고통에 상응하는 보상을 필히 얻게 될 테니까.

37 평화와 고요가 당신의 본 모습

당신에게 불면증이 있다면
당신의 마음엔 불안과 걱정이 있으며
마음의 고요와 평화가 없을 것이고,
당신은 당신의 마음을 점령하고 있는
그 불안과 걱정, 두려움 같은 심리적 동요가
자신의 본 모습인 것처럼 생각될 것이다.
당신에게 불면증이 생긴 이래
어제도, 그제도, 한 달 전에도,
일 년 전에도, 수십 년 전에도,
한 번도 당신을 떠난 적이 없었던 그 심리적 위축과 동요가
자신의 실체로 여겨지는 건 지극히 자연스러운 일이다.

그러나 그것은 당신의 본 모습이 아니다.
불면증으로 겪는 심리적 억압과 동요,
그로 인한 당신의 고통과 괴로움은
왜곡된 당신 마음의 거울에 비친 모습이며,
당신 안에 본래 있고

영원히 변함없이 존재하는
당신의 진정한 실체가 아니다.

당신의 진정한 실체는 고요와 평화다.
아무리 구름이 끼고 비바람이 몰아쳐도
푸른 하늘을 부정할 수 없는 것처럼
당신에게 다가오는 그 어떤 고난도
당신 안에 있는 고요와 평화를
결코 무너뜨리거나 깨뜨릴 수 없다.
그것은 당신이 본래 하나의 우주며
우주의 속성인 조화, 고요, 평화가
바로 당신 자신의 속성인 까닭이다.

그러므로 불면의 고통과 두려움으로
고요와 평화인 자신의 본래 모습을 잃고
불안과 공포를 운명으로 생각하는 것은
구름을 하늘이라 생각하는 무지에
자신을 내맡기는 어리석고 한심한
자기연민, 자기기만에 지나지 않는다.

당신이 불면증이 있고 그래서 괴롭다면
당신은 그저 잠깐의 착각 속에 있는 것이다.
본래의 정상수면으로 돌아가기 위해 필요한 것은

잠에 대한 걱정과 불안에 가득 찬 당신의 생각이
하나의 착각이라는 뼈저린 자각이다.

당신은 하나의 우주이며 조화이며 고요이자 평화다.
당신이 자신이 본래 그런 우주임을 자각하는 순간
당신의 본질이 조화와 평화인 우주임을 아는 순간
불면증이 만들어내는 모든 걱정, 불안, 두려움은
영원한 하늘이 아닌, 일시적인 구름임을 알게 된다.

하늘이 늘 푸른 하늘임을 알 때
구름은 더 이상 하늘이 아니다.
우리가 스스로 우주임을 알 때
우리가 근원과 더불어 돌아가는
온전한 우주적 생명작용임을 알 때
착각으로 만들어진 불면증은
더 이상 우리를 지배하지 못한다.

38 사는 길과 죽는 길

세상에 죽고 싶은 사람은 아무도 없다.
죽고 싶다는 사람도 실은 살고 싶어 한다.
사는 것이 힘겨워 죽고 싶은 마음이 들고
그래서 죽음을 선택하는 경우도 있지만
죽겠다고 마음을 먹는 그 순간에도
삶에 대한 간절한 바람이 그 안에 있다.

불면증의 고통을 겪는 사람들도 같다.
불면증의 고통에 시달리고
불안과 두려움이 극에 달하면
차라리 죽고 싶다고 생각하지만
내가 만나본 모든 사람들은
다 살려고 발버둥쳤다.
병원을 가고 한의원을 가고 기치료를 받고
햇빛도 쏘이고 음악도 듣고 운동도 하고
잠에 좋다는 건 모두 찾아 먹고……
그러나 바로 이 살려는 행동 자체가

죽는 길이라는 것을 그들은 몰랐다.

마음이 사는 길을 애타게 찾는 순간
마음이 죽어야 가는 길은 보이지 않는다.
마음이 숙면의 길을 애타게 찾는 순간
마음이 죽어야 하는 숙면은 오지 않는다.
사는 길을 찾는 마음은 쉬지 않으며
쉬지 않는 마음에 편안한 잠은 없다.

잠은 마음이 쉴 때 찾아온다.
잠에 대한 걱정과 불안이 쉴 때
어떻게든 불면증을 해결하겠다는
욕구와 갈증이 완전히 사라질 때
잠은 자연스럽게 찾아온다,

그러나 자기 생각이 강한 분들은 이것이 어렵다.
어쩌면 이분들에게 중요한 것은 자기 생각이며
불면증이 낫는 진실이 아닐지도 모른다.
자기 생각대로 해온 결과가
온통 고통뿐이었는데도
불면증을 벗어나는 진실보다
자기 생각을 더 애지중지한다.
생명원리의 진실 앞에서는 고개를 끄덕거려도

잠이 조금이라도 자기 맘대로 안 된다 싶으면
금방 예전의 자기 생각을 붙들고 늘어진다.
'내가 살려면 잠을 자야 하는데……'
'내일 출근 하려면 자야 하는데……'
'이렇게 못자면 큰일 나는데……'

살려는 마음, 즉 자려는 마음은
그저 잠에 매달리게 할 뿐
불면증을 해결하지 못한다.
아무 문제없이 잠을 자는 사람들은 모두
잠에 매달리는 그런 마음이 전혀 없다.
잠이 안 와도 잠을 보채지 않고
잠이 오면 그저 잠을 잘 뿐이다.
잠이 오든 안 오든 그 마음은 매달리지 않는다.

그러나 잠에 문제가 있는 사람들은
늘 잠에 매달리고 발버둥을 친다.
잠이 안 오면 안 온다고 걱정이며
잠이 오면 오는 대로 걱정이다.
오늘도 못 잤는데 내일도 못 잘까 걱정이고
오늘은 잘 잤지만 내일은 잠이 안 올까 걱정이다.
당신의 마음에 늘 이런 발버둥이 있다면
당신의 불면증이 여전히 낫지 않고 있다면

그것은 바로 살려고 애쓰고 자려고 애쓰는
당신의 그 마음 때문이라고 보면 정확하다.

잠에 매달리는 마음은 당신이 죽는 길이다.
그 마음을 놓는 것이 당신이 사는 길이다.
아무리 잠이 안 와도 당신은 믿어야 한다.
계절이 자연의 섭리대로 돌아가는 것처럼
자고 깨는 것도 자연의 섭리대로 돌아간다는 것을.

눈앞의 자연만 자연이 아니라 당신도 자연이다.
봄, 여름, 가을, 겨울은 자연의 섭리대로 돌아가는데
당신의 몸이, 당신의 잠이,
자연의 섭리대로 돌아가지 않는 건 있을 수 없다.

언제나 자신의 생각과 행동을 반추해 봐야 한다.
그것이 사는 일인지 죽는 일인지 판단해야 한다.
그 판단은 쉽고 간명하다.
잠에 매달리고 안달복달하고 있다면
당신은 죽는 길로 가고 있는 것이다.
잠에 대해 안달하는 마음을 버렸다면
당신은 사는 길로 가고 있는 것이다.

39 해서는 안 될 것을 하지 않는 지혜

잠으로 고통 받는 분들의 공통점은
잠을 자기 위해 애쓴다는 것이다.
잠에 좋다는 뭔가를 먹고,
병원을 가고, 수면제를 먹고……
할 수 있는 모든 수단을 다 한다.

그러나 이런 시도는 거의 실패로 끝나며
실패로 끝났음에도 그 이유를 모른 채
같은 실패를 계속 반복하며 깊은 좌절에 빠진다.
잠을 자기 위해 모든 노력을 다 해보았으므로
절망을 느끼고 인생이 끝났다는 생각까지 한다.

이런 분들에게는 공통적인 잘못이 있다.
그것은 하지 말아야 할 일을 하는 것이다.
잠을 위해서 하지 않아야 할 것을 한다면
아무리 노력해도 잠이 좋아질 수가 없다.
문제가 있으면 풀어야 하고

해법을 찾기 위해 애써야 하지만
하지 않아야 할 일을 계속하고 있다면
그건 스스로 무덤을 파는 꼴이나 같다.

잠에 문제가 있고
그 문제를 꼭 풀어야 한다면
최소한 하지 않아야 할 일은
하지 않는 지혜가 필요하다.
이를테면 수면제재 따위는 입에 대지 말고
불면증을 마음이 아닌, 몸의 문제라고 여겨
검사니 뭐니 해서 몸을 들볶지 말고
쓸데없는 걱정과 불안을 만들지 말고……
이렇게 하지 말아야 할 모든 것을
한 번에 다 실천하는 게 어렵다면
자신이 쉽게 할 수 있는 것부터 하나하나
하지 않는 것이 불면증을 벗어나는 지혜다.

별 것 아닌 것처럼 보이지만
하지 않아야 할 일을 하지 않는
단순한 선택과 행동만으로도
불면증의 악화를 막고
불면증의 상태가 호전되고
불면증의 치유로 나아간다.

40 언제나 스스로를 이익되게

불면증이 있는 사람들이
가장 많이 하는 것은
자신에게 이익 되는
행을 하지 않는 것이다.
이분들이 가장 잘 하는 일은
자신을 해롭게 하는 행이다.

조금이라도 잠이 자신의 맘대로 안 되면
긍정적인 생각은 게 눈 감추듯 사라지고
어쩔 줄을 모르고 당황하고 불안해하고
온갖 부정적인 생각들을 만들어낸다.
그리고 그 생각대로 잠이 오지 않으면
자신의 생각이 맞았다고 감탄하면서
더 깊은 불면증의 구렁텅이에 빠진다.

한편으론 자신의 선견지명에 감탄하면서
다른 한편으론 불면증의 함정에

더 깊이 빠지는 이런 웃지못할 아이러니는
불면증이 있는 사람들의 일상적인 패턴이다.

이런 부정적인 생각의 경향은
불면증이 있는 사람들이 가장 경계해야 할 대상이다.
그런 부정적인 생각이 들고
마음이 위축될 때마다
당신이 잊지 말고 해야 할 일은
그렇게 일어나는 부정적인 생각들을
잽싸게 알아채는 것이다.
'내가 나에게 하나도 도움이 안 되는
해로운 생각들만 하고 있다는 것을.'

그리고 자신에게 이로운 쪽으로
당신의 생각을 몰고 가야 한다.
즉, 불면증은 하늘에 낀 구름 같은 것이며
그것은 결국 사라진다고 생각하고
근원이 알아서 내 잠을 돌볼 것이라고 생각하고
잠을 걱정하는 것은
땅과 하늘이 뒤집힐 것이라고 생각하는 것처럼
바보 같은 짓이라고 생각하고
자연이 스스로 균형을 찾듯이
잠도 스스로 균형을 찾게 되어 있으며

그것이 우주의 본래 모습이라고 생각하고……

이렇게 긍정적인 태도로
자신을 이로운 생각으로 몰아가는 것이
당신이 할 수 있는 최선이며 최고다.
그러면 어느 순간 불면증이 방향을 튼다.
당신의 수면은 자기도 모르게 호전된다.

긍정의 씨를 뿌리면 긍정의 열매는 자동적이다.
그것은 당신이 의심할 필요가 없는 진실이다.

41 깐죽대지 않기

우리는 수시로 생각이 일어나며
그 생각에 수시로 반응한다.
우리가 살아 있는 한
생각에 대한 우리의 반응은
자연스럽고 일상적이지만
때로는 너무 지나치기도 하다.
필요한 생각이라면 숙고해야 하고
무심히 흘려보내선 안 되지만
그럴 필요가 없는 생각이거나
백해무익한 생각에까지 신경을 곤두세우고
날선 반응을 보이는 것은 피해야 한다.

불면증이 있는 사람들의 경우가 특히 그렇다.
이들은 자신의 머리를 스치고 지나가는,
정말 아무런 도움도 되지 않는 생각이나
과대망상에 가까운 생각들에
예민한 반응을 보이고

그것을 진실처럼 받아들인다.
불면증환자로 일생을 끝낼 것이라거나
평생 수면제 없이 못잘 거라는 생각에
스스로 박수를 치고
정말 그럴 거라는 단정과 결론을 내리고
스스로 절망과 공포의 늪으로 빠져든다.

생각이 언제나 모두 유용하고 이롭지만은 않다.
당신 안에 떠오르는 생각들은
언제나 가치 있는 것이 아니며
일일이 반응할 필요가 없는 것도 있다.
어떤 생각은 그냥 흘려보내야 하며
어떤 생각은 가슴 깊이 새겨야 한다.

지금 당신에게 불면증이 있고
그 불면증으로 힘들다면
당신의 머릿속에 떠오르는 생각들은
십중팔구 부정적인 생각들이다.
하늘이 구름을 붙들지 않듯이
그런 부정적인 생각들은 모두
놓아버려야 하는 생각들이다.
그런 생각들은 붙들어서도
일일이 깐죽거려서도 안 되는 생각들이다.

'불면증이 안 나으면 어떻하지?'
'평생 이렇게 살면 어떻하지?'
'정말 만일 그런다면……?'
'이러다 내 인생이 영영 망가지면……?'
이렇게 당신 안에 일어나는 잘못된 생각들에 깐죽댈수록
그 생각들은 힘을 갖게 되고
당신을 그 생각대로 이끌며
망상에 불과한 그 생각이 당신을 지배한다.

지금 당신이 이런 길을 가고 있다면,
잘못된 생각을 흘러가게 두지 않고
일일이 반응하고 깐죽대고 있다면,
당장 그 짓을 그쳐야 한다.
잘못된 생각에 일일이 깐죽대지 않는 것만으로도
당신의 마음은 편해지고
불면증의 상태가 호전된다.

42 견디는 마음과 이해하는 마음

잠은 좋다가도 나빠지며 나쁘다가도 좋아진다.
대부분의 사람들은 이런 변화에 무심하다.
한결같은 잠은 있을 수 없음을 알므로
그런 변화에 일희일비하지 않는다.
그러나 불면증이 있는 사람들은 다르다.
이들은 잠의 변화에 극도로 예민하다.
그리고 불면증이 재발한 사람의 경우
지난 시절의 그 힘들었던 경험으로 인해
부정적인 생각이 훨씬 강하게 일어난다.

'이러다가 다시 옛날로 돌아가는 것은 아닐까?'
'다시 또 불면증의 고통에 시달리면 어떻하지?'
부정적인 생각은 하루가 다르게 커지면서
불면에 대한 인내에 인내를 더하다가
끝내 두 손을 들고 약을 먹는다.
그들은 말한다.
"아무리 노력해도 걱정이 떠나지 않아요."

불면증이 있는 사람들이나
불면증이 재발하는 사람들이
인내 끝에 수면제를 먹는 것은
나쁜 잠을 견디다 못해
자포자기의 심정이 되기 때문이다.

지금 당신이 잠을 못 자고 있다면
불면의 상황을 그저 견디지 말고
그것을 바르게 이해하는 것이 중요하다.
언제나 문제해결은 문제에 대한
바른 이해에서 온다.

그저 견디고 팔자를 한탄하는 것이 아니라
문제의 핵심을 바르게 이해하는 것,
이것이 문제해결의 바른 길이며
불면증 역시 그렇게 해결된다.

43 수면제라는 진흙탕을 건너는 방법

약을 네 알씩이나 먹는 분을 상담하게 되었다.
이 분은 자기가 먹는 약이 네 알이란 것 외
자기가 먹는 약이 어떤 것인지도 몰랐다.
실제 약을 조사해 보니 수면제는 한 알이고
나머지는 항우울제, 유도제 등이었다.
그런데 이 분이 약의 내용도 모르고 있었던 것은
불면증으로 인한 고통이 너무 크고
불면증으로 인해 몸과 마음이 지쳐
삶에 대한 아무런 의욕이 없었기 때문이다.

아무리 수면제재를 많이 먹는다고 해도
그것을 줄이는 것은 불가능하지 않다.
시간을 잡고 조금씩 투약을 줄여 가면
결국엔 수면제재를 끊을 수 있게 된다.
그러나 수면제재를 줄이는 것은
단순히 그 양을 줄이는 일이 아니다.
약을 줄이는 데 보다 중요한 것은

약에 대한 의존성을 줄이는 것인데
거기엔 약을 먹지 않고도 잘 수 있다는
믿음과 확신이 선결요건이다.

약을 먹지 않고도 잘 수 있다는 믿음은
"잠에 대한 걱정은 안 좋다."
"편한 마음을 가져라." 등의
공허한 조언으로 되지 않는다.
그런 말은 먼 산의 메아리처럼 쓸모없다.

약을 줄이기 위해선 생명원리를 자각하고,
그것을 통해 잠에 대한 걱정과 불안을 잠재워야 한다.
생명원리를 제대로 자각하면 나를 돌보는 힘에 대한
믿음이 생기고 약을 줄이는 데서 오는 불안이 희석된다.

다행히 이 분은 생명원리에 대한 조언을 경청했고
그 결과 약을 줄이면서도
잠에 대한 걱정과 불안이 커지지 않았다.
약을 줄여가는 과정에서 약을 많이 먹을 때보다
수면시간은 다소 줄어들긴 했지만
약을 줄인 만큼 깨고 난 뒤 몸 상태는 오히려 좋아졌다.
이 분은 약 20일 만에 약을 끊고 7시간 넘게 자게 되었다.
세상이 다르게 보이기 시작하고 그동안 받았던

고통을 보상받는 것 같다고 기뻐하는
그 분의 말을 들으면서 머리에 떠오르는 건,
수면제라는 진흙탕을 건너는 것이 그리 어렵지 않다는 것이었다.

끊을 수 없는 수면제는 없다.
많은 사람들이 수면제를 끊지 못하는 것은
수면제에 대한 과도한 심리적 의존과
그 의존성을 끊을 때 생기는 심리적 불안을
어떻게 대처해야 할지 모르기 때문이지
수면제가 끊을 수 없는 것이기 때문이 아니다.

수면제를 끊을 때는 그것을 먹지 않겠다는 단호한 결단과
잠에 대한 불안과 걱정을 잠재우는 지혜가 동시에 필요하다.
(그 지혜는 생명원리에 대한 자각에서 얻어진다)
수면제재를 끊는 결단과 불면에 대한 걱정을 잠재우는 지혜,
이것은 더러운 진흙탕을 지나가는 안전한 징검다리와 같다.
아무렇게나 발을 디디면 진흙탕에 빠지지만
징검다리를 잘 디디기만 한다면
누구든지 진흙탕에 빠지지 않고,
수면제라는 진흙탕을 쉽게 건널 수 있다.

44 조금 더 자고 싶은데요

전과 비교할 수 없을 정도로 수면이 좋아진 경우에도
스스로 잠이 부족하다고 느끼거나
더 자고 싶다고 생각하는 사람들이 꽤 있다.
이전보다 잠이 수월하게 들고 웬만큼 잠을 자게 되니
이런 욕심이 생기는 것은 인간적으로 있을 수 있다.
조금만 더 자면 세상에 부러울 것이 없을 것 같은……

그러나 이런 생각은 위험하다.
당신이 그런 욕심을 부리는 순간
한순간 잠이 나빠질 수 있다.
'욕심이 아닌데요. 그저 소박한 바램이에요.'
당신은 그저 이렇게 생각할지 모른다.
그러나 그것은 당신의 착각이다.
더 자고 싶다는 마음을 먹는다고 해서
잠이 당신의 생각대로 된다는 보장이 없다.
뿐만 아니라 당신이 그런 생각을 하는 순간
잠에 대한 긴장이 은근슬쩍 높아진다.

편안하게 생각 없이 잠들 때와 달리
잠을 더 자고 싶은 욕구를 갖는 순간
잠은 자동적으로 의식의 대상이 되며
잠드는 순간까지 잠의 향배를 쫓는다.
그 순간 그나마 오던 잠도 달아난다.
잠깐의 꿀잠도 더 이상 맛볼 수 없다.
그것은 모두 잠을 조금 더 자고 싶다는
당신의 소박한 욕심이 만들어낸 참사다.

잠을 더 자고 싶은 마음은 잠을 망칠 뿐
잠을 더 자도록 도와주지 않는다.
불면증이 회복되는 과정에서
많은 사람들이 자기도 모르게
잠에 대해 갖는 이런 욕심은
반드시 경계해야 할 사항이다.

매달리고 욕심낸다고 좋아지는 잠은 없다.
잠에 대해 과도한 욕심도
잠에 대한 소박한 욕심도
모두 내려놓는 것이
당신이 할 수 있는 최선이며
잠을 더 오래 자는 비결이다.

45 기초가 없는 집은 지을 수 없다

아무리 마음이 급해도
기초가 없는 집을 지을 수 없는 것처럼
불면증을 벗어나고 싶은 마음만으로
불면증을 벗어날 수는 없다.
불면증이 있는 당신이 마음만 급해서
무조건 빨리 불면증에서 벗어나려 한다면,
그것은 기초가 있든 없든 상관없이 그저 빨리 집을 짓고
그 안에 들어가 살고 싶어 하는 것과 하나도 다르지 않다.

집에 들어가 살기 위해서는
먼저 기초를 하고, 기둥을 세우고 벽을 세우고
서까래를 하고, 가재도구를 갖추어야 하는 것처럼
불면증을 벗어나기 위해서는
불면증이 오게 된 원인을 지혜롭게 살펴서
원인을 해소하는 마음의 기초를 다지고
잠에 대한 갈망과 집착을 바로잡는 마음의 기둥을 세우고
걱정으로 무너지지 않는 마음의 벽을 세우고

잠에 대한 불안과 공포를 이겨내는
굳건한 마음의 서까래를 세우고
우리가 본래 가지고 있는 조화롭고 균형된
탄탄한 마음의 지붕을 씌우고
어떤 상황에도 흔들리지 않고 편히 잠을 이루는
안락한 마음의 집을 우리 내면에 지어야 한다.

이렇듯 집을 짓는 것과 불면증을 치유하는 것은 비슷하다.
아무리 빨리 집을 짓고 살고 싶어도
빨리 집을 짓고 싶은 마음으로
집을 지을 수 없는 것처럼,
아무리 빨리 불면증에서 벗어나고 싶어도
빨리 불면증에서 벗어나고 싶다는 마음으로
불면증을 벗어날 수 없다.

천릿길이 아무리 급해도 한 걸음부터 시작해야 하며
집짓는 일이 아무리 급해도 기초부터 다져야 한다.
마찬가지로 잠이 아무리 급해도
그 급한 마음을 내려놓고
불면증을 벗어나는 마음의 집을
기초부터 단단히 다지는 것이
불면증을 벗어나는 데 꼭 필요한 전제다.

46 불면증을 벗어나는 건 시간에 비례하지 않는다

물질적인 일의 성취는 물리적 시간에 비례한다.
아무리 노력하고 밤을 새워도
거기에 필요한 시간의 절대치는 줄일 수 없다.
그러나 마음의 일은 시간에 비례하지 않는다.
마음의 일은 그 각성의 정도에 따라,
하루만에도, 한순간에도 성취할 수 있다.

예를 들어 우리가 사랑에 빠질 때
우린 한순간에 사랑의 집을 짓고
사랑의 행복을 만끽할 수 있다.
어제까지 덤덤하던 우리의 가슴이
오늘 누군가에 대한 사랑으로
불현듯 뜨거워질 수 있고
인생 최고의 행복을 누릴 수 있다.
이처럼 마음의 집이 지어지는 것은
시간에 비례하지 않는다.
마찬가지로 당신이 짓고 싶은 집이

불면증에서 벗어나는 것이라면
그 역시 마음의 집이므로
한순간에 지을 수 있다,

이런 일이 가능하기 위해서는
잠에 대한 바른 마음이 필요하다.
잠은 몸의 생명작용이다
그것은 내 생각과 의지가 아닌,
근원의 뜻에 의해 움직인다.
당신에게 이런 마음이 자리잡을 때
그릇된 마음이 만들었던 불면증이
햇살 아래 이슬처럼 순식간에 사라지고
바른 마음이 빚어내는 정상수면이 온다.

마음의 집을 짓는 건 시간과 비례하지 않는다.
불면증을 벗어나는 건 한순간에도 가능하다.
그건 사랑이 한순간에 불타오르는 것과 같다.
따라서 불면증은 낫기 어렵고
오래된 불면증은 더더욱 낫기 어렵고
치유에 많은 시간이 걸린다는 것은
진실의 측면에서 볼 때 완전한 허구다.

47 끊임없는 의심과 불안

우리는 우리 몸을 믿고 신뢰한다.
우주의 별들이 조화롭게 움직이듯이
자연이 스스로 완전한 조화와 균형을 유지하듯
우리 몸이 완전한 조화상태에 있음을
우리의 잠이 온전하게 오고감을
아무런 의심이나 불안 없이 믿는다.

불면증이 있는 사람들은 이와 정반대다.
이 분들은 하지 않을 걱정을 하고
해서는 안 되는 걱정까지 한다.
잠이라는 자연스러운 우주현상을 체크하고
잠이 자기 생각대로 안 될까봐 걱정하고
잠이 조금이라도 자기 생각대로 안 되면
전전긍긍하며 공포와 불안에 떤다.
잠이라는 하나의 우주현상에 대한
사람들의 이런 행동은 한마디로
자신에게 기본적으로 내재되어 있는

우주적 조화와 균형을 부정하는 짓이다.

잠이라는 몸우주의 운행을 걱정하고 불안해하는 것은
마치 별들의 운행이 잘못될까 걱정하는 것이나 같다.

당신의 생각대로 잠이 안 오는 날이
하루, 이틀, 사흘 이어진다 해도
그것은 결코 우주가 잘못되는 일이 아니다.
우주는 언제나 스스로 균형을 취한다.
아무리 날씨가 이상하고 뒤죽박죽이어도
어느 순간 날씨가 제 모습을 찾는 것처럼
막힌 물이 스스로 물길을 찾는 것처럼
아무리 잠이 안 오고 뒤죽박죽이어도
잠우주 스스로 자기 균형을 회복한다.

잠은 자연스런 자연의 이치며
몸의 자연스런 생명작용이다.
거기엔 무언가를 더할 것도 뺄 것도 없으며
인위적인 노력과 걱정을 보탤 이유가 없다.
당신의 잠에 문제가 있을 때
최소한 엉뚱한 짓만 하지 않는다면
생명원리에 의한 온전한 구동으로
잠은 스스로 제 자리를 찾는다.

엉뚱한 짓이란 잠에 대한 끊임없는 의심과 불안이다.
그것은 마치 하늘의 구름을 핀셋으로 고정하는 것이며
천지의 운행에 빗장을 거는 격이다.
어떤 문제든 의심은 의심을 낳고
불안은 불안을 낳을 뿐
그것이 문제를 해결한 적은 없다.

당신에게 잠에 대한 끊임없는 의심과 불안이 있다면
그것이 당신의 불면증이 해결되지 않는 주범이며
그것을 내려놓는 것이
문제해결의 열쇠라는 것을
당신은 분명히 알아야 한다.

48 사공이 많으면 배가 산으로 간다

사공이 많으면 배가 산으로 간다.
생각이 많으면 잠도 산으로 간다.

문제가 있으면 생각을 해야 하고
생각을 통해 문제를 해결해야 한다.
그러나 생각을 한다는 것은
많은 생각 속을 헤매는 것이 아니다.
많은 생각이 문제해결의 키가 되는 것이 아니다.
문제해결의 키는 한 생각을 잘 하는 데 있다.

한 생각을 잘 하면 한순간에
나쁜 사람이 좋은 사람이 될 수 있다.
한 생각을 잘 하면 한순간에
불면증이 정상수면이 될 수 있다.
이렇게 불면증의 해결을 위해선
생각을 많이 하는 것이 아니라
한 생각을 잘 하는 것이 중요하다.

불면증이 있는 사람들의 가장 큰 난제는
그들의 머릿속에 생각이 많다는 것이다.
생각이 많은 상태에선 잠이 달아난다.
생각이 많은데 잠이 오기를 바라는 것은
떠들썩한 시장의 한가운데서
고요함을 구하는 것과 같다.
그건 수많은 선장이 저마다
배의 키를 잡으려는 것과 같다.

불면증이라는 바다를 항해할 때는
많은 생각이 아니라 한 생각이 필요하다
생각하고, 생각하고, 생각해도,
의심하고, 의심하고, 의심해도,
결코 무너지지 않는 한 생각이 필요하다.

'하늘은 모든 만물의 생명작용을 돌본다.
온전히 꽃을 돌보고, 새를 돌보듯
내 모든 생명작용을 온전히 돌본다.
내가 거기에 염려를 보텔 일이 없다.
하늘이 하는 그 일을 내가 걱정하는 건
어이없고 한심한 일이다.'
이 한 생각을 깊이 해야 한다.

49 불면증의 뿌리를 뽑는 힘

바다는 변화무쌍하다.
고요하다가도 파도가 몰아치고
바다에서 무슨 일이 일어날지는 아무도 모른다.
인생이란 바다도 그렇다.
어제 사랑하던 사람이 오늘 죽을 수 있고
잘 나가던 사업이 한순간에 망할 수도 있고
머리만 대면 자던 사람이 불면증에 걸릴 수도 있다.

"정말 저는 머리만 대면 자는 사람인데
어느 날 나도 모르게 불면증이 생겼어요.
어떻게 이럴 수가 있죠?"
그러나 언제나 그럴 수 있다.
어제 생각지도 못한 일이 오늘 생기고
왜 나에게 이런 일이 일어날까? 하는
그런 일이 인생에선 숱하게 일어난다.

그러나 잠이 오고가는 것은 철저히

필요충분의 법칙에 따라 이루어진다.
다시 말해 잠이 필요하면 잠이 오고
잠이 필요하지 않으면 잠이 안 온다.

잠이 필요하고 충분한지를
판단하는 것은 우리의 몫이 아니다.
그건 철저히 근원의 몫이다.
우리 몸의 에너지의 들고남,
잠의 필요함과 충분함을 판단하는 것은
오로지 근원의 몫이다.

그러나 잠의 주인이 나라고 생각하는 나는
잠의 필요와 충분을 내가 가늠하려 한다.
그래서 잠을 붙들고 씨름을 한다.
그래서 잠의 바탕인 마음이 어지럽다.
잠의 바탕인 마음자리가 어지럽다면
아무리 잠을 청해도 잠들기 어렵다.

그건 바람 부는 들판에서
흔들리는 깃발을 멈추게 하려는 것과 같다.
잠의 바탕인 마음에 바람이 어지러이 분다면
아무리 애를 써도 깃발은 멈추지 않는다.

어지러운 마음의 바람을 잠재우는 길은
잠의 주인이 내가 아님을 아는 것이다.
그건 잠의 주인이 근원임을 아는 것이다.
근원의 힘이 나를 재우며
내 모든 것을 돌본다는 것을 알 때
마음의 거센 바람이 저절로 잦아든다.

우리가 근원을 알고 또 믿을 때
마음은 자동적으로 고요해진다.
마음이 고요해지면
불면증은 자동적으로 사라진다.

근원을 알고 믿을 때의 마음은
엄마를 알고 믿는 아이의 마음과 같다.
엄마가 자신을 사랑하고 보호한다는 것을 믿는 아이는
그 어떤 상황에서도 행복하고 씩씩하다.

그와 같이 근원에 대한 바른 앎과 신뢰는
불면증이 만드는 걱정과 불안의 바람을
영원히 잠재우는 힘이다.
불면증이 만드는 모든 고통의 뿌리를
근원적으로 없애는 비결이다.

50 결핍과 부족에 생각이 가 있다면

언제나 결핍과 부족은 우리로 하여금
결핍과 부족을 채우려는 행동을 유발한다.
돈이 부족하면 돈을 채우려 하고
힘이 부족하면 힘을 채우려 하고
잠이 부족하면 잠을 자려고 하고……
결핍되고 부족한 그 무엇을 채우려 하는 것은
행복을 추구하는 인간들의 기본적인 욕구이다

그러나 이미 당신이 원하는 그 무언가를 가졌다면
당신에게는 그 무엇에 대한 결핍과 부족이 없다
마찬가지로 이미 당신이 원하는 잠을 자고 있다면
당신에게는 잠에 대한 결핍과 부족이 없으며
당연히 당신은 불면증 환자가 아니다.

불면증이 있는 사람들은 언제나
잠이 부족하고 결핍되어 있다고 느끼고
자신이 피곤한 것이

잠을 잘 못 잤기 때문이라고 생각한다.

그들이 불면증 환자인 것은 그래서다.

그러나 엄밀히 말한다면

그들이 피곤한 것은

잠을 못 잤기 때문이 아니라

잠을 자려고 잠과 싸우다 지쳐

에너지가 고갈되었기 때문이다.

불면증이 있는 사람들이 잠의 결핍과 부족에

생각이 가는 것은 일견 자연스러운 일이지만

그 생각으로 온 신경을 곤두세우고

잠과 씨름하다가 지치는 건 어리석은 일이다.

그건 에너지 소모 외에 아무 것도 아니며

몸과 마음의 긴장을 유발해서

자연스럽게 오고가는 잠의 운행을 방해하는 것 외

다른 아무 것도 아니다.

그렇게만 하지 않으면,

잠을 자려고 노력하지 않고

잠을 자려고 잠과 싸우지 않는다면,

당신이 아무리 잠을 못 잔다고 해도

잠과 사투를 벌릴 때보다 당신은 덜 피곤하다.

잠과 싸우지 않고 밤새 눈을 감고 가만히만 있어도

당신은 훨씬 개운한 상태로 다음 날을 맞이한다.

당신이 할 수 있는 최선은
당신의 잠을 받아들이는 데 있다.
오는 잠은 오는 대로 받아들이고
가는 잠을 가는 대로 내보내고
짧으면 짧은 대로
길면 긴 대로
잠을 받아들이는 데 있다.
그렇게 하면 잠을 아무리 적게 자더라도
당신의 마음속에 도사리고 있던
잠의 결핍과 부족에 대한 생각이 희석되고
잠과 싸우지 않게 되어
그로 인해 에너지를 극단적으로
소모하는 일이 없어지게 되므로
당신의 상태는 이전보다 훨씬 나아진다.

이것이 잠의 결핍과 부족에 대한 생각으로
잠과 싸우면서 피곤하고 힘들어지는 대신
당신의 다음 날이 훨씬 활기차게 되는 길이다.

51 어둠 속의 가로등

'나는 지금 어둠 속에 서 있다.
길은 전혀 보이지 않고
어디로 어떻게 가야 할지 모른다.
길을 찾기 위한 나의 치열한 노력도
어둠 속의 길을 찾기엔 역부족이다.
나는 그저 아무렇게나
손에 잡히는 대로
이 길을 가다가 저 길을 가고
이젠 이도저도 아닌 길 위에
어디로 어떻게 가야 할지 몰라
고통스런 비명만을 지르고 있다.'

지금 당신에게 불면증이 있고
매일매일 잠을 못자는 고통이
당신을 갉아먹고 있다면
당신은 정확히 이런 상태일 것이다.

그러나 당신의 그런 절망에도 불구하고
인생에는 언제나 길이 있다.
아무런 희망이 없어 보여도
더 이상 할 수 있는 게 없어 보여도
그건 당신의 생각일 뿐
인생의 본 모습이 아니다.

옛날 우물에 빠진 한 소녀가 있었다.
거긴 사람들이 다니지 않는 곳이어서
누가 와서 그를 발견하기란 어려웠다.
아무리 소리를 쳐도 사람이 오지 않자
그 소녀는 그 엄중한 상황 속에서도
늘 자기가 흠모하던 부처를 생각했다.
그리고 이렇게 생각했다.
'내가 여기서 죽을 수도 있겠지만
내가 죽을 운이면 죽을 것이고
살 운이라면 살 것이다.'
그리고 늘 하던 것처럼
마음속으로 부처의 명호를 외웠다.
그 소녀가 우물에 빠진 채
할 수 있는 건 그것뿐이었다.
얼마나 시간이 지났을까
우연히 근처를 지나던 사람이 갑자기 목이 말랐다.

두리번거리며 물을 찾던 그에게 우물이 눈에 들어왔다.
그는 자신이 찾아낸 우물로 다가가며 생각했다.
'역시 사람이 죽으란 법은 없어!'
자신의 행운을 기뻐하며 우물에 다가간 그는
거기서 우물 속에 빠진 소녀를 보고
그를 건져 내었고 소녀는 살아났다.

이것은 하나의 에피소드이지만
에피소드 이상의 진실이 있다.

밤의 어둠 속을 갈 때 띄엄띄엄 서 있는
밤의 가로등이 우리의 길을 밝히듯
인생의 어둠 속에도 우리의 길을 밝히는
그런 가로등이 언제나 있다.

우리가 인생에서 고비마다 만나는 그런 가로등은
우연히 만난 낯선 사람이 내미는 손일 수도 있고
절망의 끝자락에서 본 한 줄의 문장일 수도 있으며
잊고 있었던 어머니의 따뜻한 눈빛일 수도 있고
바람에 꺾이지 않는 갈대의 흔들림일 수도 있고
한낮의 따뜻한 햇살일 수도 있으며
한밤의 고즈넉한 달빛일 수도 있다.

어느 한 생명도 내친 적 없고
앞으로도 영원한 그런 우주를
이 땅의 당신이 정녕 믿는다면
우주는 당신의 그런 믿음을 통해
당신의 길을 밝히고 안내하는
다양한 모습의 가로등으로 나타난다.

당신은 결코 잊어서는 안 된다.
더 이상 길이 없을 것 같은
막다른 골목길에 이르러 보면
그게 끝이 아니라
또 다른 길이 옆으로 나 있음을
생각지도 못하게 발견하는 것처럼
불면증의 절망적인 상황 속에서도
당신이 갈 길을 밝혀주는
인생의 가로등이 언제나 있다는 것을.

52 가능성을 점찍지 않기

모든 상황은 가변적이다.
모든 가능성은 열려 있다.
내일 나는 행복할 수도 있다.
내일 나는 불행할 수도 있다.
내일 나는 잠을 잘 수도 있다.
내일 나는 잠을 못잘 수도 있다.
내일 일은 내일이 되어봐야 알므로
누구도 그 향배를 미리 점찍을 수 없다.

그러나 불면증이 있는 당신은
언제나 그 향배를 미리 점찍는다.
어제 잠을 못 잤다면
오늘도 못잘 거라고 여기고
그 단정을 좀처럼 버리지 않는다.
그리고 결과는 어제와 동일하다.

일을 그렇게 만든 것은

잠이 아니라 당신이다.

당신이 스스로 불행한 미래를 가정하고
그것이 현실이 될 거라고 단정한 이상
그와 다른 현실이 펼쳐질 가능성은 없다.
그건 마치 당신이 오른쪽으로 가고 싶지만
실제로는 왼쪽으로 가는 길을 선택했으며
그로 인해 당신이 오른쪽으로 갈 수 없는 것과 같다.

불면증이 있는 당신이 가장 경계해야 하는 것이
바로 스스로 잠의 향배를 부정적으로 단정하고
그것을 고수하는 마음의 점찍기다.
그것만 하지 않는다면,
잠의 향배를 미리 부정적으로 단정하고
그 부정적 가능성을 점찍지만 않는다면,
부정적 단정으로 묶인 마음이 풀리면서
어느 순간 잠이 정상궤도로 들어선다.

53 불면증의 도랑을 건너는 방법

옛날 마을을 흐르는 도랑이 있었다.

보폭을 조금만 크게 벌리고 뛰면

누구나 쉽게 도랑을 건널 수 있었다.

그러나 도랑을 건너기 전에

겁을 집어 먹은 아이들은

종종 도랑에 빠져 옷을 버리곤 했다.

누구나 쉽게 건너뛴 도랑에

그들이 빠진 가장 큰 이유는

도랑이 너무 넓어서도 아니고

그들의 다리가 짧아서도 아니고

도랑을 건너뛰기도 전에

도랑을 건너뛰지 못할까봐

겁을 집어먹고 위축되어

도랑을 건너뛸 용기를 내지 못한 까닭이었다.

지금 당신에게 불면증이라는 인생의 도랑이 있다면

미리 그 도랑을 건너지 못할 것이라고 단정하거나

지레 겁을 먹고 위축되는 것은 피해야 한다.
스스로 건널 수 없다고 생각하고
미리 겁을 먹고 포기하지 않는 한
건널 수 없는 인생의 도랑은 없다.

안 된다는 생각이 가능성을 낳는 일은 없다.
안 된다는 생각은 언제나 불가능을 낳는다.
당신 앞에 닥친 일이 무엇이든
자기 생각으로 스스로 한계를 짓고
자기가 만든 허상의 공포에 질려
스스로 불가능하다고 생각한다면
아무리 작은 인생의 도랑도 건널 수 없다.
그리고 불면증의 도랑은 그리 넓지 않다.
건너지 못한다는 생각만 하지 않는다면
불면증의 도랑은 누구나 건널 수 있다.
이것은 본원을 찾은 많은 사람들이
10년, 20년, 30년씩 불면증을 앓으면서
극복하는 것이 불가능하다고 생각했던
불면증이 나음으로써 여실히 증명되었다.

불면증의 도랑을 건너는 방법은
옛날 시골 마을의 작은 도랑을 건너는 것과 같다.
어떤 일이 있어도 도랑을 건너야만 한다면

실패에 대한 두려움을 잊고 과감하게 껑충 뛰면 된다.

넘기 전엔 그토록 무섭고
힘들어 보였던 마을의 도랑이,
건넌 뒤에는 그것이 생각보다 쉬웠고
건너지 못할까봐 겁을 먹은 것이
너무도 웃기는 일이었다는 것을
많은 아이들이 도랑을 건넌 뒤에 알게 된다.
극복하기 전에는 그렇게 어렵고
힘들어 보였던 불면증이
극복하고 난 뒤에는 그것이 생각보다 쉬웠고
그것을 극복하지 못할까봐 겁을 먹는 것이
너무도 웃기는 일이었다는 것을
불면증을 극복한 뒤 당신은 알게 된다.

지레 겁을 먹고 위축되지 않는다면
스스로 절망하거나 포기하지 않는다면
그 어떤 불면증의 도랑도
생각보다 쉽게 건널 수 있다.

54 잘못도 치유로 가는 길

오랫동안 많은 고생을 하고 해볼 것은 다 했는데
불면증이 낫지 않는다고 낙담하는 분들이 많다.
그러나 낙담할 것은 없다.
설사 당신이 오랜 동안 해온 수많은 시도가
좌절되었고 그것이 길이 아니라 해도
치유에 실패하고 좌절한 그 경험은
치유의 차원에서 보면 그리 나쁜 것만은 아니다.
알고 보면 그것도 치유에 이르는 하나의 길이다.

인생이란 기본적으로 실패와 좌절 위에 세워진 집이다.
하는 일마다 성공하고 실패가 없는 인생을 살아왔다면
그건 아직 제대로 된 인생을 살아보지도 못한 것이며
코끼리 다리를 더듬고 코끼리는 기둥이라고 철석같이 믿고
또 그렇게 말할 수 있는 위험이 있다.

인생의 실패와 좌절, 잘못과 오류는
성공과 행복으로 가는 징검다리며

인생과 영혼이 익어가는 과정일 뿐
인생 그 자체의 실패와 좌절이 아니다.
불면증 치유의 실패 역시 마찬가지다.

아무리 노력해도 불면증이 낫지 않고
치유를 위한 모든 시도가 실패했다면
실패와 좌절을 통해 잘못을 깨달았다면
그건 문제해결에서 멀어진 것이 아니라
문제해결에 한 걸음 더 다가간 것이다.

많은 사람들이 숱한 고생을 한 뒤에야
자신의 방법이 틀렸다는 것을 깨닫는다.
수면제가 길이 아니라는 것을 알고
운동이나 음식도 길이 아니라는 것을 알고
그렇게 하나하나 길이 아니란 것을 알면서
자기도 모르게 해법의 길로 다가간다.

길 아닌 길을 헤매다가
그 길이 길이 아님을 깨닫고
목마르게 길을 찾던 이들이
불면증을 벗어나는 진실을 만날 때
치유는 거의 즉각적으로 일어난다.
그건 수행자가 오랫동안 악전고투 수행을 하다가

종소리 하나에 일순간 깨달음을 얻는 것과도 같다.

오랜 세월 불면증에 시달리면서
시도한 모든 방법이 실패하고
지푸라기를 잡는 심정으로 본원에 온 사람들이
생명원리 한마디에. 하루아침에
오랜 불면의 방황이 끝난 경우도
실패와 좌절의 과정이 있었기에 가능한 일이었다.

잘못도 치유에 이르는 하나의 길이다.
잘못하지 않았다면 결코 찾지 못했을
불면증의 치유의 길에 들어선 것은
잘못을 통해 잘못을 깨닫고
그것이 길이 아님을 알았기 때문이다,

잘못을 잘못이라고 아는 각성의 힘은
치유의 새로운 문을 열어주고
절망의 구렁텅이를 홀연히 벗어나는 일을
현실로 만드는 힘이다.

55 잠을 기다리는 마음의 문제점

인생은 기다림의 정거장이다.
우리는 인생의 정거장에서
숱한 것을 기다린다.
버스를 기다리고
연인을 기다리고
합격을 기다리고
성공을 기다리고
수확을 기다리고……
우리에겐 기다림 자체가 하나의 인생이며
기다림이 없는 인생이란 생각할 수 없다.
그만큼 우린 기다림과 함께 살아온 까닭에
기다림과 친하며 거기에 익숙하다.

그러나 우리 인생에서 떼어놓을 수 없는 기다림이
아이러니하게도 수면에는 독이 된다.
잠자리에 눕자마자 입면을 기다리고
중간에 깨면 또 잠들기를 기다리고……

잘 시간이 되어 잠을 기다리는 것은
너무도 당연하고 자연스러운 일인 듯하지만
적어도 수면의 영역에 있어서
그건 잠을 쫓아내는 역할을 할 뿐이다.

기다림에는 본질적으로 내재한 초조함이 있다.
어떤 결과를 기대하고 기다리는 마음은
그 기대만큼의 갈망과 초조함이 있으며
그에 따른 불안과 걱정, 두려움이 있다.

만일 당신에게 잠을 기다리는 마음이 있다면
잠에 대한 당신의 갈망과 초조함만큼
잠에 대한 불안과 걱정, 두려움이 커지며
마음의 평화와 고요는 멀어진다.

잠을 기다리는 마음으로
얻을 수확은 아무 것도 없다.
당신이 잠을 기다릴수록
당신의 마음은 간절해지고 초조해지고
의식은 더욱 말똥해지고 잠은 달아난다.

아무리 자려고 해도 잠이 안 온다고 절망하는 사람들은
잠을 쫓아낸 사람이 바로 자기 자신이라는 것을 모르고

잠을 기다리는 마음이 그 원인임을 모른다.
이들은 다음 날도, 다음 날도, 같은 일을 반복한다.
이유를 모르니 같은 행동을 반복하고
다람쥐 쳇바퀴 돌 듯 불면증을 맴돈다.
이들은 잠을 기다린 것밖에 없으므로
특별히 잘못한 것도 없다고 생각한다.

그러나 잠을 기다리는 것만큼 큰 잘못은 없다.
잠이 안 와서 일어나 책을 보고, 운동을 하고,
인터넷도 하고, 텔레비전을 볼 수도 있지만
그 안에 잠을 기다리는 마음이 하나라도 있다면
그 모든 것들이 잠을 기다리는 일이 되며
당신은 잠과 점점 더 멀어지는 길을 가는 것이다.

잠들기를 바란다면 기다림을 놓아야 한다.
기다림이 사라지면 기대 또한 사라진다.
기대가 사라지면 기대가 몰고 오는
긴장 초조 불안 같은 강박관념 역시 사라지며
마음이 한결 이완되어 편안하고 고요해진다.
이것은 잠을 기다릴 때와 정반대의 상태며
자동적으로 잠을 부르는 마법을 발휘한다.

잠을 한마디로 정의하면

마음의 완전한 이완이다.
모든 사람들이 잠드는 순간
마음이 완전한 이완상태에 들어가고
그 순간 잠은 저절로 온다.
그러므로 당신이 잠을 기다리지 않는다면
당신은 자연스럽게 몸과 마음이 이완되면서
기다렸을 때는 그렇게도 오지 않던 잠이
제 발로 찾아오는 것을 경험하게 된다.

56 개아는 하나의 벽이다

마음이란 본래 그 실체가 없다.
그건 있는 것 같으면서도 없으며
없는 것 같으면서도 있고
아무리 잡으려 해도 잡히지 않는다.
마음의 근본은 우주처럼 비어 있다.
그러나 불면증이 있는 당신의 마음은
혼란 갈등 걱정 불안이 가득하다.
그건 당신이 만들어낸 개아個我의 마음이다.

개아는 언제나 하나의 벽이다.
공간에 하나의 벽이 생기면
또 다른 공간이 만들어지듯
당신이 하나의 생각을 가지면
신성이라는 열린 공간에
개아라는 벽이 만든 감옥에 갇힌다.
당신이 만들어낸 혼란 갈등 걱정 불안이
바로 개아라는 벽이 만든 감옥이다.

그러나 감옥을 떠나는 것은 쉽지 않다.
아무리 감옥이 답답하고 떠나고 싶어도
걱정과 불안이란 감옥에 익숙해진 당신은
그것을 떠나려는 순간 두려움을 갖는다.
익숙한 것을 떠나 새로운 것을 만나는 것에.
잠의 거짓을 떠나 잠의 진실을 만나는 것에.
불면증의 해결이 어려운 것은 그래서다.

잠은 당신이란 개아의 영역을 떠나 있다.
우리 모두가 자기도 모르게 잠이 들고
자기도 모르게 잠이 깨는 것은
잠이 개아와 아무 상관이 없음을 나타낸다.
그러므로 개아가 준동하는 상태인
그런 걱정하고 불안한 마음으로는
고요하고 편안한 잠이 결코 올 수 없다.

그러므로 불면증으로 온갖 걱정과 불안이 일어날 때
당신은 그것이 개아의 준동임을 깨닫고
당신안의 근원을 새롭게 자각해야 한다.
그 힘이 당신의 모든 생명작용을 돌봄을 자각해야 한다.
그것이 개아의 벽을 허물고
불면증을 해결하는 포인트다.

57 불면증을 벗어나는 핵심 - 나는 누구인가?

"나는 누구인가?"
여기에 불면증을 벗어나는 핵심이 있다.
다시 말해 내가 누구인가를 아는 순간
당신은 자동적으로 불면에서 벗어난다.
실제로 그런 일이 항상 일어났으므로
여기에 이견이 있는 사람은
그걸 겪어보지 못했기 때문일 뿐이다.

나는 누구인가?
보통 "나"는 한 가족의 일원이며 엄마며 아빠고,
형 또는 아우, 누나, 언니, 아니면 김과장이며,
아무개라는 이름을 가진 한 사람을 벗어나지 않는다.
그런 당신이 만일 지금 불면증으로 마음이 괴롭고
한 치 앞도 볼 수 없는 공포와 불안에 시달린다면
당신이 알고 있는 그 나는 진정한 내가 아니다.

당신이 누구든, 당신이 누구라고 생각되든

당신은 자연의 일부고 자연은 또 우주의 일부이며.

천차만별의 우주는 그 하나하나가 또 신의 일부다.

일부는 언제나 전체를 반영한다.

일부라는 것은 그저

왜소하고 나약하고

볼품없고 미약한 것이 아니다.

부분은 바로 전체이며

전체는 부분에 다 들어 있다.

당신이 자연의 일부라는 것은

당신에게 신의 권능이 있다는 말과 다르지 않다.

당신의 몸우주가 조화로운 운행을 보이는 것도

당신에게 신의 권능이 있음을 증거하는 것이다.

당신의 다른 생명작용들은 조화로운데

잠이라는 생명작용만 부조화스러운 일은 없다.

그러므로 당신에게 불면증이 있다면

그건 잠에 문제가 있다고 생각하고

내 안에 잠재된 스스로의 권능을 망각한

내 착각이 빚은 한바탕의 꿈에 불과하다.

그렇게 오랫동안 죽을 고비를 넘겼지만

불면증이 온전히 사라진 지금의 나는

그게 오로지 잘못된 내 생각이 빚은

한바탕 꿈이었다는 사실이 뼈저리다.

당신은 자연의 일부며
당신에겐 신의 권능이 있다.
이 사실을 자각해야 한다.
잠으로 전전긍긍하는 당신은
본래의 당신이 아니다.
이 사실을 자각해야 한다.
잠에 문제가 있고, 그래서 불면증이 있고,
그래서 불면증의 고통이 있다는 생각은
스스로 자연의 일부임을 망각한 것이며
내 안에 있는 신의 권능을 망각한 것이다.

당신이 하나의 자연임을 깨닫는다면
불면증의 문제는 간명하게 풀린다.
자연이 자연을 걱정하지 않듯
당신은 당신의 잠을 걱정할 필요가 없다.
걱정할 필요가 없음을 깨닫는 것으로
당신 안에 있는 잠의 권능이 저절로 회복된다.
불면증은 자연히 없는 일이 된다.

58 불면증의 부정적 결과에 대한 바른 대처

잠이 오지 않고 잠이 스트레스가 되면
사람들은 잠에 대한 정보를 수집하고
어떻게 해야 잠이 오는지 알려고 한다.
누구든 몸이 아프면 낫기 위해 애를 쓰고
왜 병이 났으며 어떻게 해야 벗어나는지
알려는 것은 당연한 인지상정이지만
불면증을 이겨내려는 이런 노력들은
대부분 부정적인 생각과 결과에 함몰된다.
다시 말해 자신의 문제를 긍정적으로 보고
긍정적인 시각으로 해법을 구하기보다는
불면증의 부정적인 결과에 시선이 고정된다.

두근거리는 심장
줄어드는 체중
피곤으로 지친 눈
기력이 없는 몸
팽팽하게 날선 신경……

거기서 당신이 보는 것은
불면증에서 벗어나는 희망이 아니라
불면증에 대한 불안, 두려움, 공포며
그것이 당신을 불면증에 묶는 족쇄가 된다.

당신이 수집한 불면증의 결과들이
당신에게 행복과 평안과 해방을 주는 대신
불행과 불안과 좌절을 안겨준다면
당신의 불면증에 아무런 도움이 되지 않는
그런 결과들을 수집하는 것을 그쳐야 한다.
당신이 수집한 불면증의 결과들을 끌어안고
거기에 에너지를 소모하는 짓은 그쳐야 한다.
아무도 시키지 않았는데
불쾌한 불면증의 고물들을 잔뜩 수집해놓고
그것들을 보며 한숨짓는 건 어이없는 짓이다.

그것이 무엇이든
가져서 행복하지 않은 것을
가질 이유는 아무 것도 없다.
가져서 행복하지 않은 것을
가지는 것은 백해무익하다.

불면의 고물들로 가득한 고물상을 떠나

금은보화가 가득한 금은방으로 가라.
보기만 해도 기분 좋고, 가지면 더 기분이 좋은
그런 금은보화를 보고 즐기고 누려라.

그 금, 은은 중단 없이 오가는 호흡이다.
그 금, 은은 변함없이 뛰는 심장이다.
그 금, 은은 아름다운 음악을 듣는 귀다.
그 금, 은은 알아서 오가는 평화로운 잠이다.
그것들은 당신에게 본래 있는 것이며
누구도 당신에게서 그걸 뺏을 수 없다.
그것을 온전히 즐겨라.
그것은 당신의 권리다.

불면의 부정적 결과에 함몰되지 않고
내 안에 있는 생명보화의 진면목을
온전히 깨닫고 누리고 즐기는 것이
불면증이 정상수면이 되는 길이다.

59 잠이 목마른 사람의 태도

몸에 수분이 부족할 때
우리 몸은 갈증이라는 신호를 보내고
우리는 그 신호에 따라 물을 마신다.
갈증이 났을 때 우리가 물을 마시는 것은
우리 몸의 생명력이 시키는 자동적인 생명작용이며
머리로 고민하고 걱정한 끝에 하는 행동이 아니다.

갈증이 있을 때 물을 마시는 우리의 태도엔
물에 대한 무한긍정의 자세가 있다.
물을 마시면서 물의 효능을 고민하거나
물을 마시는 것에 대한 회의 따윈 없다.
우리의 그런 자세는
물을 마시면 갈증이 사라진다는 진실을
체험하고 인정하는 데서 나오는 것이며
이 믿음은 어떤 경우에도 무너지지 않는다.

머릿속에 그 어떤 생각이 떠올라도

마음속에 그 어떤 불안이 있을지라도
갈증이 있을 때 조금도 망설이지 않고
물을 마시는 우리의 이런 행동은
갈증의 문제를 해결하는 바른 길이다.

잠의 문제를 해결하는 방법 역시
물의 갈증을 해소하는 방법과 같다
목마를 때 물에 무한신뢰를 보내듯
잠이 오고가는 몸우주의 구동에
당신은 무한신뢰를 보내야 한다.

갈증이 있을 때
물에 대한 무한신뢰로
걱정 없이 물을 마시고
물에 자신을 내맡기듯,
불면증이 있는 당신은 무한신뢰로
잠을 관장하는 근원의 힘을 믿고
거기에 자신을 100프로 맡겨야 한다.

그 힘은 오묘하고 조화롭다.
그 힘은 만물을 키우고 살린다.
그 힘은 당신의 생명을 돌본다.
그 지킴은 어떤 허술함도 없다.

그 지킴은 언제나 온전하고 완벽하다.

그리고 이미 많은 부분에서
당신은 그 힘을 믿고 있다.
갈증에 아무 의심 없이 물을 마시듯
당신은 그 힘에 자신을 맡기고 있다.
들숨이 일어나면 의심 없이 숨을 들이쉰다.
날숨이 일어나면 의심 없이 숨을 내쉰다.
호흡을 일으키는 그 힘을 당신은 의심 없이 믿고 있다.
지금 당신이 조화롭게 살아 움직이는 것은
그런 힘에 대한 당신의 의심 없는 믿음 때문이다.

당신 안에서
당신의 생명을 움직이는
힘에 대한 믿음,
바로 그것이 당신의 잠을
정상으로 돌리는 것임을
당신은 알아야 한다.
잠의 갈증은 그것으로 해결된다.

60 잠을 부르는 마음

불면증이 있는 경우 대개 마음이 위축된다.
즉 자신의 상태와 상황에 대해
보다 넓은 생각을 하기보다
보다 좁은 생각을 하게 된다.
자신을 해방시키는 생각보다
자신을 구속하는 생각을 하게 된다.
무언가 잘 안될 것 같은 생각……
벽을 넘어서지 못할 것 같은 생각……

마음이 위축되고 생각이 좁아질 때
치유가 아니라 악화를 걱정할 때
해방이 아니라 구속을 염려할 때
그 어떤 명약도 비법도 노력도
불면증의 호전과 치유를 부를 수 없다.
마음이 세상을 만드는 재료이므로
위축된 마음으로 비관적인 생각을 하는 건
잠의 호전과 치유를 막는 결정적인 악수다.

잠은 당신의 마음대로 움직이는 장난감이 아니다.
아무리 잠을 마음대로 쥐락펴락하고 싶어도
당신은 잠을 당신의 통제 안에 둘 수 없다.

자신이 원하는 대로 잠을 자려 하는 건
좁은 마음이고 닫힌 마음이고 무지한 마음이다.
그것은 하늘의 별을 따려는 시도처럼
어리석고 무모하고 불가능한 일이다.

당신의 생각이 무엇이든
잠은 잠의 방식대로 흘러간다.
잠의 방식은 철저하게 생명의 흐름을 따른다.
당신의 생명이 잠이 필요하면 잠이 온다.
당신의 생명이 잠이 불필요하면 잠이 간다.

생각대로 잠이 오기를 바라지 말고
잠이 안 온다고 겁을 먹거나 위축되지 말고
잠이 오고가는 흐름을 존중하고 그것을 수용해야 한다.
그것이 잠에 대한 넓은 마음이며 잠을 부르는 마음이다.

제3장 상담 에피소드

1 이것이 내 한계인 것 같아요

- 선생님, 안녕하세요.

- 목소리가 안 좋군요. 간밤에 잘 못 주무셨나요?

- 네. 잘 못 잤습니다. 그런데 마음은 편안해요.

- 잠은 잘 못 잤는데 마음은 편하다니 무슨 뜻이죠?

- 잠이고 뭐고 다 놓아버리니 마음은 편한데 자려고 할 때마다 안에서 울컥울컥 하는 게 있어요. 그러면 잠이 깨요.

- 그게 뭐든, 몸은 몸을 위해서 스스로 조화와 균형을 찾게 되어 있습니다. 울컥 하는 것도 그런 거라고 생각하세요. 그게 뭐든 좋아지는 과정이라고 생각하는 것이 좋습니다.

- 그럼 좋아지는 날이 올까요?

- 물론입니다. 몸의 작은 현상에 너무 예민하게 반응하지 말고 그저 근원이 나를 잘 돌본다고 믿으세요. 그 믿음이 긴장을 가라앉히고 왜곡된 잠이 바로 잡힙니다.

- 왜 자꾸 이게 내 한계인 것 같다는 생각이 들까요? 넘을 수 없다는 생각이 자꾸 들고. 그럴 때마다 힘듭니다.

- 넘을 수 없는 고비란 없습니다. 고비를 겁내지 마세요. 힘들다는 생각이 들면 그건 고통의 끝자락에 왔다는 것입니다.

2 수면제를 줄였더니 밤을 샜어요

- 안녕하세요. 어제는 어떻게 주무셨어요?
- 수면제를 하나 줄였는데 잠이 안 와서 밤을 꼬박 샜어요.
- 잠을 전혀 못 주무셨나요?
- 네. 그래서 오늘은 종일 피곤하고 힘들었어요.
- 그러셨군요.
- 그래서 오늘은 전처럼 한 알 더 먹어볼까 해요.
- 수면제를 먹고 잠드는 건 약이 나를 재운다기보다 약에 대한 믿음과 의존이 나를 재우는 것입니다. 치유된 사람 중에는 약을 매일 줄여가면서도 잠자는 데 별 문제가 없는 사람들이 있었어요. 이분들의 특징은 근원이 나를 재운다는 생각을 붙들었다는 겁니다. 그런 믿음이 마음을 편케 하니 약을 덜 먹어도 잠이 오는 거죠.
- 어제 약을 한 알 줄이면서 혹시 잠을 못자지 않을까 해서 불안했거든요. 그랬더니 여지없이 못잔 겁니다. 저는 근원이 나를 재운다는 자각이 아직 약한 것 같아요.
- 약을 믿지 마시고 나를 돌보는 근원의 힘을 믿으세요. 그 믿음이 편안한 잠을 부릅니다.

3 오로지 잠을 자기 위해 사는 것 같습니다

- 저는 근 15년 동안 불면증으로 고생을 했습니다. 그동안 제가 살아온 걸 보니까 거의 잠을 자기 위해 살아온 것 같습니다. 지금도 스틸녹스 3알을 먹고 잡니다. 저 같은 사람도 정상이 될 수 있을까요? 정말 이건 사람 사는 게 아닌 것 같습니다.

- 물론입니다. 나을 수 없는 불면증은 없습니다. 오래 앓았다고 해서 낫기 힘든 불면증도 없습니다. 다만 수면제를 오래 드셨다면 내성이 사라지는 시간이 더 소요될 수는 있습니다.

- 잠만 기다리며 사는 이런 인생은 정말 싫습니다. 잠을 못자면 아무 일도 못하니 선택의 여지가 없다는 것이 더 힘듭니다. 그 때문에 인생도 다 망가졌습니다.

- 힘내세요. 그리고 그동안의 세월이 헛되이 지나갔다고 생각하진 마세요. 모든 일들은 다 그 나름의 의미가 있습니다. 지난 고통의 시간 동안 본인도 많이 달라졌겠지만 인생의 모든 시련은 그저 쓸데없는 고생이 아니라 영혼의 성숙을 위한 공부였다고 생각하는 것이 좋습니다. 고생한 만큼 얻으시는 것이 반드시 있습니다.

- 말씀만 들어도 마음이 편안해지는군요.

4 잠을 잘 자도 불안해요

- 그동안 어떻게 지내셨나요?
- 원장님께서 말씀하신 대로 하니 잠이 잘 옵니다. 벌써 10일째인데 잠을 못 자거나 하는 일은 없어요. 그런데 낮에 가끔 불안감이 올라옵니다. 왜 그럴까요?
- 그동안의 불면증으로 습관화된 걱정 불안 등이 아직 몸에 배어 있기 때문으로 보입니다. 그건 지난 상처의 흔적 같은 것이지요.
- 지난 상처의 흔적이라구요?
- 그렇게 힘들었는데 상처의 흔적이 왜 없겠습니까. 마음 어딘가에 아픈 상처의 기억이 있을 수 있습니다. 그러나 상처의 흔적에 놀라거나 흔들리지 마세요. 아무리 불안감이 올라와도 '이건 지난 상처의 흔적일 뿐이야, 자라 보고 놀랐다고 솥뚜껑 보고 놀라면 되겠어?' 이런 마음을 가지시면 불안감이 쉽게 사라질 것입니다.
- 상처의 흔적일 뿐이라는 말씀을 들으니 마음이 편해지네요. 좋은 말씀 감사합니다.

5 큰 일 작은 일이 따로 없습니다

- 오랜만입니다. 잘 지내시죠?

- 한 며칠 잘 못 잤습니다. 큰일을 목전에 두고 있는데 그 때문에 긴장해서 그런지 잠을 통 못 잤습니다. 잠을 못 자니 예전처럼 다시 불안해지고 힘듭니다. 어쩌면 좋죠?

- 마음이 많이 잘못되어 있군요.

- 무슨 말씀이세요?

- 작은 일도 귀한 일이고 큰일도 귀한 일이지요. 매사를 평등하게 대하는 마음을 가지세요. 그러면 큰일이라고 해서 특별히 긴장할 것이 없습니다. 화장실 가는 것과 큰 계약 건이 다르지 않습니다.

- 제가 생각을 잘못하는 것 같네요.

- 큰 일을 잘 해내려는 마음은 이해가 됩니다만, 그럴수록 평등한 마음을 가지셔야 필요합니다. 평등한 마음엔 모든 것이 귀하며 대상의 차별이 없습니다. 큰 일 작은 일도 따로 없고, 큰 일이라고 긴장하는 법도 없지요. 그런 마음이라면 무슨 일이든 편안히 할 수 있지 않을까요? 본인 마음도 편안할 것이고.

- 생각해보니 그렇네요. 큰 것을 배웠습니다.

6 잠을 설치는 것과 불면증과의 차이

- 잠을 오래 자지 못하고 자주 깹니다. 불면증인가요?
- 불면증이라기보다 잠을 설치는 것으로 보입니다.
- 그럼 불면증이라고 하는 건 어떤 건가요?
- 불면증은 잠에 대한 걱정과 불안이 상존하며 그 걱정과 불안으로 잠이 안 오는 상태입니다. 그런 경우가 불면증입니다.
- 그럼 저처럼 잠이 오긴 하지만 오래 못 자고 자주 깨는 건 불면증이 아니네요.
- 그렇습니다. 요즘은 날이 더우니 잠들기 어렵죠. 자주 깨고. 하지만 그건 불면증이 아닙니다. 더위 때문에 그런 것이니까요. 그 외여러 가지 스트레스로, 이를테면 컴퓨터 작업 같은 것으로 머리를 많이 쓰면 두뇌가 각성되어 그 각성이 사라질 때까지 잠이 잘안 오거나 자주 깰 수 있습니다. 그런 것은 불면증이라고 할 수 없습니다.
- 다행이네요. 불면증인 줄 알고 얼마나 걱정을 했는지. 감사합니다.

7 기도를 받으면 불면증이 나을까요?

- 목사님 안수기도 받고 있는데 그게 효과가 있을까요?

- 불면증 때문에 안수기도를 받으신다구요?

- 네. 다 안 되니 이게 혹시 효과가 있을까 해서요.

- 그래서 잠은 오나요?

- 잠은 아직 그런데 마음은 편해요. 목사님이 저를 위해 기도를 해
  준다니까 위로도 되고요.

- 심정적으로 위로가 되겠지요. 하지만 남의 기도로 내 불면증이
  낫는 건 말이 안 되는 일입니다.

- 그렇지만, 이분은 여러 사람을 고쳤어요.

- 그분이 무슨 병을 고쳤건, 그건 불면증과 별개입니다. 불면증은
  마음의 병입니다. 내 마음의 병이 남이 기도를 해주면 낫는다는
  건 어불성설입니다. 내가 밥을 먹어야 내 배가 부른 거지, 남이 나
  를 위해 밥을 먹는다고 내 배가 부를 수는 없습니다.

- 그게 그런 얘기가 되는군요.

- 본인이 교회에 다닌다면 남의 기도에 의지하지 말고 스스로 하느
  님에게 기도하세요. 그게 더 낫습니다.

- 하느님에게 나를 맡겨보겠습니다.

- 모쪼록 빨리 쾌차하시기를 빌겠습니다.

8 낮에 자면 안 되나요?

- 낮에 자면 밤에 못 잔다고 해서 졸음이 와도 안 자려고 노력하고 있습니다.
- 누가 그런 말도 안 되는 소리를 하나요?
- 인터넷에서도 그런 말이 있고 불면증카페 같은 데 가보면 낮에 절대 자지 말고 버티라고 해요. 그래야 밤에 잠이 온다고. 그렇게 해서 효과를 본 사람들이 있다고……
- 그건 억지로 최대한 잠을 안 자면서 몸과 마음을 극한의 상황으로 몰고 가서 폭탄을 터트리듯 잠을 청하는 방식입니다. 그걸 자는 비결이라고 하는 한심스런 사람들의 말은 일고의 가치도 없습니다. 낮잠이 오는 건 몸의 생리적인 현상입니다. 그걸 왜 참나요? 오줌 마려우면 참나요? 그게 좋은 건가요? 낮잠이 오면 낮잠을 자는 것이 현명한 일입니다. 어떤 분이 같은 질문을 하길래, 제가 걱정 말고 낮잠을 마음껏 자라고 했습니다. 그랬더니 밤에 잠이 더 잘 온답니다. 컨디션도 좋아지고요. 낮잠을 억지로 참는 건 한마디로 무식한 짓입니다.
- 한순간에 고민이 사라졌어요. 낮에 졸리면 자야겠어요.
- 너무 많이 주무시진 마세요. 아무리 길어도 1시간을 넘기진 마세요.

9 깰 때마다 시계를 봅니다

- 잘 주무셨나요?
- 자다 깨다 했습니다. 1시간 자다 깨고 2시간 자다 깨고 다시 1시간 자다 깨고.
- 시계를 보면서 그걸 다 체크했어요? 왜요?
- 얼마나 잤는지 궁금하고, 얼마나 잤는지 알고 싶고,
- 시계를 봐서 생각보다 적게 잔 걸 알면 어떨까요?
- 그때는 불안해지겠지요.
- 그럼 차라리 시계를 안 보는 게 더 낫지 않겠어요?
- 그렇겠죠.
- 잘 잤으면 그것으로 좋은 거고 잘못 잤어도 시계를 보고 실망감을 더할 필요가 없으니 시계를 보지 않는 것이 일석이조 아닐까요?
- 그건 그렇네요.
- 시계를 보는 것은 내가 잠에 개입하는 행위입니다. 그건 잠을 방해할 뿐이에요. 중간에 깨면 그동안 잤다는 사실에 감사하는 것으로 충분합니다. 그럼 마음이 편해지고 다시 쉽게 잠들 수 있어요. 시계를 보고 시간을 체크하는 것보다 백 배 낫습니다.
- 앞으로 시계를 보지 말아야겠네요. 감사합니다.

10 생각이 씨가 됩니다

- 며칠 잘 자다가 어제, 그제는 잘 못 잤어요. 이틀을 못자니 다시 불안하고 어쩌면 좋을지 모르겠어요.
- 왜 그런지 짐작되는 게 없으세요?
- 잠이 연속으로 잘 오니 정말 살 것 같고 그랬는데, 이러다 잠이 안 오면 어쩌지, 라는 생각을 좀 했어요.
- 아이고! 그런 생각을 왜 하셨어요? 생각이란 씨앗입니다. 한 생각이 별것 아닌 것 같지만 그게 마음밭에 떨어지면 싹이 자랍니다.
- 그 생각 하나 때문에 그런 걸까요?
- 전에 다른 분도 그러셨어요. 오랫동안 고생하신 분인데 상담 후 한 달 정도 잘 잤거든요. 그러다가 내가 이렇게 잘 자도 되나? 하는 생각을 하자 또 잠이 안 왔습니다.
- 그분은 어떻게 되었나요?
- 잘못된 생각을 바로잡자 다시 정상수면으로 돌아갔습니다.
- 저는 어찌 해야 할까요?
- 다시는 그런 생각을 안 하시면 됩니다. 그리고 근원에서 잠을 움직인다는 생각만 오로지 가슴에 품으세요. 그것이면 족합니다.

11 내일의 희망이 보이지 않아요

- 불면증 때문에 고생하는 사람인데요, 너무 힘듭니다.

- 불면증이 어떠신데요?

- 해볼 수 있는 건 다 해봤는데 좋아지지 않아요. 내일의 희망이 보이지 않습니다.

- 해볼 건 다 해봤다는 그게 어떤 것들인가요?

- 수면제 먹고, 한약 같은 것도 먹고, 차도 마시고, 명상도 하고, 운동도 하고……

- 이것저것 많이 해보셨네요. 그런데 그런 것들이 왜 별로 효과가 없었는지, 그 이유가 뭐라고 생각하세요?

- 모르겠어요. 모르니까 답답한 거구요. 아무리 살려고 발버둥을 쳐도 안 됩니다.

- 살려고 발버둥치는 마음으론 불면증이 없어지지 않아요. 그건 불면증을 꽉 붙들고 있는 거나 마찬가지입니다. 살려는 마음을 놓고, 내 모든 걸 다 근원에 맡기세요. 어떤 경우에도 내 생명의 근본이 나를 돌본다는 것을 믿으세요. 그 믿음이 내 마음에 불을 켭니다. 그게 불면증의 어둠을 물리치는 방법입니다. 많은 분들이 그렇게 불면증을 벗어났습니다.

12 이젠 낮잠까지 잡니다

- 죄송합니다. 낮잠을 자느라 문자를 이제야 봤네요.
- 낮잠까지 주무셨다고요?
- 네. 낮잠도 잡니다. 이게 얼마만인지 모르겠습니다. 사는 게 너무 행복합니다.
- 잠을 한 번 푹 자는 게 소원이라고 하셨는데 이젠 낮잠까지 주무시는 걸 보니 소원을 이루셨네요.
- 말씀하신 대로 하니까 그냥 그렇게 됩니다. 제가 특별히 애쓴 것은 없어요. 예전에는 왜 이게 안 되었을까 하는 생각이 들어요.
- 그때와 지금 본인이 달라졌기 때문입니다. 잘못된 생각을 놓고 바른 생각을 가지니 바른 잠이 오는 것입니다.
- 수 십 년 동안 그렇게 애써도 해결이 안 되던 불면증이 원장님 말씀 하나에 싹 사라지다니 믿기지가 않습니다.
- 다 진실의 힘입니다. 정말 믿으면 큰 힘을 발휘하는 게 진실이며, 반대로 믿지 않으면 어떤 진실도 힘을 발휘하지 못합니다. 그래서 뜻이 있는 곳에 길이 있다는 말이 있는 것입니다.
- 그게 그런 뜻인가요? 듣고 보니 정말 말이 됩니다.
- 잘 지내세요. 힘든 일이 있으면 연락하시고요.

13 아는 게 많군요

- 잠을 못잔 게 5달 됩니다. 너무 힘들어서, 벗어나고 싶어서 안 해
  본 것이 없어요.
- 안 해본 것이 없다구요?
- 치료란 치료는 다 해봤고 책도 많이 읽었어요.
- 책을 많이 읽으셨다구요?
- 네. 잠에 관해 웬만한 건 다 알아요. (내가 잠에 대해 조금 설명하
  자) 그런 건 다 알아요. 핵심적인 것만 이야기해주세요. (그래서 다
  시 핵심적인 것을 이야기했음)
- 제가 처음 듣는 내용도 있지만 아는 것도 있군요.
- 아는 게 많군요. 그런데 왜 잠이 안 올까요?
- 모르겠어요.
- 아는 게 많다고 잠을 잘 수 있는 게 아닙니다. 잠에 아무런 문제
  가 없는 사람들은 잠에 대해 아무 것도 모릅니다. 그래도 자는 데
  아무런 문제가 없습니다.
- 그건 그렇죠.
- 선생님이 아는 섣부른 지식으로 잠의 문제를 해결하려고 하는 자
  세가 바로 불면증의 문제입니다. 그 안다는 걸 다 내려놓으세요.
  그게 바로 당신의 문제이니까요.

14 부처의 글을 읽으면 부처가 되나요?

- 원장님 글을 자주 봅니다. 위안도 얻고 배우는 것도 많습니다. 그런데 불면증이 없어지진 않네요.
- 글을 읽으면 불면증이 나을 것이라고 생각하셨나요?
- 네. 조금 효과도 있고 실제로 그런 사람도 있다고 하니까 저도 그럴 수 있지 않을까 해서.
- 물론 그런 사람이 있습니다. 그런 사람을 제가 알고요. 그러나 그렇지 못한 사람도 많아요. 사람마다 다 다릅니다.
- 저는 왜 안 되는 거죠?
- 글쎄요. 처음 뵙는 분이니까, 왜 안 되는지는 차츰 알아봐야겠지요. 하지만 불경을 읽는 사람들은 다 부처가 되고 성경을 읽는 사람들은 다 예수가 되는 것은 아닙니다. 글만 읽고 무언가가 된다고 생각하는 것은 착각입니다.
- 그럼 글만 읽고도 불면증이 나은 분들은 어떻게 된 거죠?
- 그건 단순히 글을 읽는 것에서 끝나지 않고 거기에서 큰 변화를 얻은 겁니다. 그냥 읽는 것과 변하는 것은 다릅니다. 그냥 글 읽기로는 변화가 어렵지만 자각으로 연결되는 글 읽기는 변화를 만듭니다. 글만 읽고도 나은 분들은 그렇게 된 것입니다.

15 살아서 죽어야 합니다

- 한 2년 동안 별 문제 없이 잤는데 또 잠이 안 와요.

- 혹시 무슨 일이 있었나요?

- 최근 애 아빠 사업으로 스트레스를 심하게 받았어요. 집안일도
  해야 하고, 남편 일도 신경 써야 하고, 제 직장일도 해야 하고……

- 스트레스가 많다면 당연히 잠이 잘 안 올 수 있죠. 마음이 편안해
  야 잠도 오는 거니까. 이런저런 스트레스로 마음이 많이 불편한
  데 잠이 잘 오기를 바라는 것은 순리에 맞지 않죠.

- 그럼 어떻게 해야죠?

- 그럴 땐 잠이 안 온다고 고민하거나 이러지 마시고, 지금 내가 마
  음의 스트레스로 인해 이렇구나 하고 지금의 나를 이해하고 인정
  하는 것이 필요합니다.

- 사는 게 너무 힘들어요. 왜 이렇게 사는지.

- 사는 건 본래 어려운 일입니다. 내가 힘들다는 그 마음에 매몰되
  지 말고 나를 하늘에 맡기세요. "난 몰라. 네가 알아서 해." 이렇
  게요. 그게 살아서 죽는 길이고, 스트레스 없이 사는 길이고, 잠을
  잘 자는 길이고, 내가 행복해지는 길입니다.

16 죽고 싶어요

- 원장님, 어떻하죠? 한 이틀은 잘 잤는데요. 어제 또 잠이 안 왔어요. 밤을 꼬박 샜어요. 잠이 왜 이러는 건지 모르겠어요. 다른 사람들은 잘 자는데 나만 왜 이러는지. 이렇게 잠에 시달리느니 차라리 죽고 싶다는 생각이 듭니다.

- 무슨 말씀이세요? 불면증은 반드시 고쳐져요. 반드시 좋아지니까 절대 그런 생각 마세요.

- 정말 다시 좋아질 수 있을까요?

- 당연하죠. 저번에 처음 상담했을 때는 지금보다 더 힘드셨잖아요. 그런데 잠을 자게 되셨잖아요. 잠을 잘 수 있다는 건 경험으로 확인했잖아요. 잠을 못 잤다고 머릿속에 떠오르는 생각을 믿지 말고 자신이 했던 경험을 믿으세요. 그걸 따라가세요.

- 생각을 믿지 말고 경험을 믿으라고요?

- 힘들 때 그것을 붙들면 힘이 납니다.

- 잠을 잘 잔 기억을 떠올리니 좀 마음이 안정되네요. 제 생각이 옳지 않다는 생각이 듭니다. 이렇게 쉽게 마음이 편해지다니 신기하네요.

- 이미 진실을 경험했기 때문입니다. 경험이 힘입니다.

17 견디다 더 이상 못 견디면 수면제를 먹습니다

- 다시 수면제를 먹고 있습니다. 안 먹을 수가 없었어요. 잠을 못 자면 죽을 것 같아서요. 그 수면제도 며칠간 잠을 못 자고 버티고 버틴 후에 먹은 거예요.
- 자신의 인내심을 자랑하는 건가요?
- 할 수 있는 데까지는 했는데 더 이상 안 돼서……
- 할 수 있는 데까지 참았다는 건 그저 본인이 설정한 선에서의 이야기일 뿐 옳다는 것과 아무 상관이 없어요. 그런 태도로는 불면증을 벗어나기 힘듭니다.
- 그럼 어떻해요? 며칠 동안 잠을 못 자 죽을 것 같은데요.
- 자려는 마음, 안 자면 안 된다는 발악이 있으니 수면제를 넘어서지 못하는 겁니다. 그건 죽는 길입니다. 사는 길이 아니에요. 사실 잠이란 내가 죽는 현상입니다. 그런데 본인은 결코 죽으려 들지 않아요. 자신의 수면상황이 자신이 설정한 선을 넘어서면 약을 먹는 게 바로 그 증거예요
- 제가 어떤 선을 설정해 놓는다는 말씀이 가슴에 와 닿네요.
- 참는 게 아니라 약을 먹을 구실을 찾는 거죠.
- 맞아요. 그게 문제였어요.
- 참는 것이 아니라 바른 한 생각을 하세요. 그게 답입니다.

18 풍선을 놓아야 합니까, 잡아야 합니까?

- 우연히 인터넷에서 보고 희망이 생겨 전화를 드렸습니다. 나도 나을 수 있구나, 이런 방법도 있구나 하고……
- 뭘 보고 그런 생각을 하셨어요?
- 글들을 보니 획기적으로 나은 분들이 많더군요. 저도 그렇게 될 수 있을까요? 정말 궁금합니다.
- 글쎄요. 그럴 수도 있고, 아닐 수도 있습니다.
- 무슨 말씀인가요?
- 풍선을 날리려면 풍선을 잡아야 하나요, 놓아야 하나요?
- 놓아야죠.
- 불면증은 하나의 풍선입니다. 불면증을 벗어나려면 풍선을 잡은 손을 놓기만 하면 됩니다. 그럼 풍선은 저절로 하늘로 날아갑니다. 풍선이 날아가라고 욕심 부리지 않아도 손만 놓으면 그건 저절로입니다. 그러나 풍선을 붙들고서 "풍선아 날아라" 하는 건 아무 소용이 없습니다.
- 어떻게 하는 것이 그걸 놓는 방법인가요?
- 잠은 근원이 하는 일이라는 것을 아는 겁니다. 그 앎이 풍선을 쥔 손을 놓게 합니다. 저절로 놓게 해요. 생각보다 쉽습니다.

19 무서운 꿈을 꿉니다

- 잠을 자긴 하는데 자꾸 무서운 꿈을 꿉니다. 깨고 나서도 기분이 안 좋아요. 또 그런 꿈을 꿀까 두렵고요.

- 잠에 대한 걱정이 있으세요?

- 전혀 없지는 않습니다. 가끔 '이러다 못 자면 어쩌지?' 그럽니다.

- 본래 하늘엔, 우주엔 불안, 걱정 이런 게 없습니다. 그러나 우리가 불안한 생각을 하면 그게 우리의 하늘과 우주가 됩니다. 생각대로 꿈이 나오는 것입니다. 그러나 나쁜 꿈을 꿨다고 걱정할 것은 없습니다. 그건 그냥 생각이 만든 것이니까요. 생각을 좋게 먹으면 또 좋은 꿈이 나옵니다.

- 그렇군요.

- 꿈도 그렇지만 현실도 그 재료는 생각입니다. 자기가 만든 생각이 만든 꿈이나 현실에 스스로 휘둘리는 것은 우스운 일입니다.

- 알겠습니다.

- 잠에 대한 걱정도 마찬가지예요. 걱정 그 자체는 잠을 방해할 뿐입니다. 잠에 대한 걱정은 하지 않는 것이 남는 장사입니다.

- 그렇게 하겠습니다.

20 다 귀찮고 그냥 저 좀 낫게 해주시면 안 될까요?

- 그냥 저 좀 낫게 해주시면 안 될까요?

- 그냥 낫게 해달라고요?

- 다 귀찮고 너무 힘들어서 죽을 것만 같아서요.

- 불면증은 당신이 만든 것입니다. 그걸 제가 대신 낫게 해줄 수는 없습니다. 당신 생각의 주인은 당신입니다. 좋은 생각도 나쁜 생각도 다 당신이 하는 생각이고, 그걸 버리는 것도 붙잡는 것도 다 당신이 하는 일입니다.

- 그건 원장님이 나를 도울 수 없다는 뜻이네요.

- 그렇죠. 그렇게 도울 길은 없지요. 하지만 그건 불면증을 벗어날 수 없다는 뜻은 아닙니다. 생각을 바꾸면 간단히 벗어날 수 있습니다. 불면증은 잘못된 생각이 만든 허상입니다. 잠에 대한 바른 생각을 하면 잘못된 생각이 만들어낸 불면증이 사라집니다. 당신이 그렇게 하면 됩니다.

- 힘들다 보니 엉뚱한 투정을 했네요. 아무나 나를 좀 고쳐줬으면 하고……

- 우리는 누구나 자기 숙제가 있으며 그건 누구도 대신할 수가 없습니다. 잠도 그렇습니다. 내 잠을 남이 대신 자줄 수는 없는 겁니다.

21 지나간 일들이 자꾸 떠올라서 힘들어요

- 오랜만이군요. 그동안 어떻게 지내셨어요?

- 잘 지냈습니다. 덕분에 잠도 잘 잡니다. 오늘 제가 전화를 드린 이유는, 그러지 않으려 해도 저를 힘들게 했던 사람들이나 일들이 생각나서요. 그런 생각이 나면 마음이 편치 않고 잠도 설칩니다. 불면증이 도질까봐 걱정도 되고. 방법이 없을까요?

- 지금도 그 사람들이나 일들이 본인을 힘들게 하나요?

- 그런 건 없습니다. 다 지난 일입니다.

- 그렇다면 그건 그저 지난 과거의 기억인데요. 그런 일들이 떠오를 때는 거기에 감정을 보태거나 거부감을 갖지 말고 예전에 그런 일이 있었음을 편안하게 인정하세요.

- 인정하라구요? 그럼 더 기승을 부리지 않을까요?

- 일단 그걸 인정한 다음에는 그것이 지금은 없음을 또 자각하세요. 분명히 지금은 그 일도 그 사람도 본인에게 해를 끼치지 않잖아요. 안 그런가요?

- 네, 지금은 그런 일은 없어요.

- 그런 자각을 분명히 하면 더 이상 과거의 일이 본인을 힘들게 하지 않을 것입니다.

- 지난 일들을 어떻게 처리해야 할지 알겠네요. 감사합니다.

22 가슴이 두근거려요

- 안녕하세요. 어제 수면은 어떠셨나요?
- 중간에 깨지도 않고 잘 잤습니다. 보통 3, 4시간 자면 깨는데 어제는 5, 6시간 계속 잔 것 같아요.
- 그 정도 주무셨으면 정상 수준의 수면이네요.
- 저도 잘 자긴 한 것 같아요. 그런데 심장이 두근거리는 건 아직 그래요. 그것 때문에 더 많이 못 자는 것 같고.
- 그건 아직 몸에 긴장이 남아 있다는 소립니다.
- 어떻게 하면 될까요? 그냥 나아지기를 기다리면 될까요?
- 일단 심장이 두근거리는 것에 신경 쓰지 마세요. 그리고 "잠은 근원이 하는 일이야. 나는 근원을 믿어." 그렇게 계속 의식을 몰아가세요. 걱정 대신 그것을 하세요. 그러다 보면 몸의 긴장이 풀리면서 그런 현상이 자연히 없어집니다.
- 정말 그렇게 될까요?
- 저도 옛날 불면증이 왔을 때 지나친 스트레스로 심장이 두근거리기 시작했습니다. 잘 시간이 되면 더 심했고. 그런데 생명원리의 진실을 자각하자 어느 순간 그 증세는 저절로 사라졌어요. 본인도 그럴 거니 걱정하지 마세요.
- 그 말씀을 들으니 안심이 됩니다.

23 잠이 완전해지면 좋겠어요

- 문자 봤습니다. 잘 주무신다구요? 수면의 질이 전혀 달라졌다 고, 지난 세월을 보상받는 느낌이라고……
- 네. 정말 그렇습니다. 가끔 잠이 잘 안 올 때가 있긴 하지만 평균 적으로 전과 비교할 수 없을 정도로 잘 잡니다.
- 이젠 되셨습니다. 축하합니다.
- 그런데 완전하게 정상이라는 생각이 안들 때가 있어요. 그럴 땐 빨리 잠이 완전해지면 좋겠다는 생각도 합니다.
- 완전한 잠이란 없습니다. 잠은 늘 불규칙합니다. 좋을 때도 나쁠 때도 있습니다. 이건 완전한 잠이고 저건 완전한 잠이 아니라는 그런 생각은 갖지 마세요. 그런 생각이 또 불면증을 부릅니다.
- 제가 과욕을 부렸네요.
- 잠에도 숨구멍을 좀 열어줘야죠. 어떻게 항상 숙면만 할 수 있겠 어요? 어떻게 항상 맑은 날만 있을 수 있겠어요? 맑은 날이 있다 가도 흐린 날도 있고, 그게 다 조화되어 전체적으로 날씨가 균형 을 이루는 거죠. 잠도 부족한 잠과 깊은 잠이 서로 어우러져 잠의 균형을 이루는 겁니다.
- 완전한 수면을 원하는 마음이 독이 될 수도 있다는 걸 생각 못했 어요.

24 짜증이 나네요

- 그동안 잘 주무셨나요?
- 요 근래는 잠을 잘 못 잤어요. 그래서 묵주기도를 많이 했어요. 그
  런데 어제는 묵주기도를 하는데 확 짜증이 났어요. 남들은 그냥
  도 잘 자는데 나는 맨날 잘 자게 해달라고 기도해야 하고. 왜 자는
  걸로 스트레스를 받아야 하나 하는 생각이 들어서요.
- 그런데 묵주기도가 효과가 있나요?
- 효과가 있어서가 아니라 그냥 효과가 있으려니 해서 하는 거예
  요. 말씀을 듣고 좀 나아졌지만 어떨 때는 잠을 설치기도 하거든
  요. 그럼 나도 모르게 묵주기도에 매달리게 돼요.
- 기도에 매달리시니 당연히 짜증이 나죠.
- 무슨 말씀이에요?
- 기도를 안 하자니 그렇고, 기도를 해도 별로고. 그런데도 기도에
  매달릴 수밖에 없다면 저 같아도 짜증이 나겠어요.
- 제가 꼭 그래요. 휴우!
- 잠을 위한 기도는 하느님에게 매달리는 것이 아니라, 하느님이
  잠을 다 알아서 한다는 것을 믿고 나를 맡기는 겁니다. 그것이 잠
  을 위한 온전한 기도입니다.
- 맞네요. 저는 매달렸네요. 맡기지 않고. 좋은 말씀입니다.

25 기대를 했나봐요

- 원장님, 어젠 잠을 잘 못 잤어요. 그래서 좀 피곤해요.
- 어제 본인의 마음이 어떠했는지 말해줄 수 있나요?
- 상담을 받고 기대가 있었어요. 이젠 잘 잘 수 있겠구나 하는. 그런 데 그렇게 안 됐어요.
- 기대하면 안 됩니다. 그냥 진실만 새겨야 합니다. "이게 진실이 지." 이렇게만 헤야 하는 겁니다.
- 그렇게만 하면 충분할까요?
- 그것으로 충분합니다. 다른 생각은 다 버려야 해요. 기대도 실망 도 해선 안 됩니다. 기대는 나를 긴장시키고 실망은 나를 위축시 킵니다. 생각이 앞서면 세상에 되는 일이 없습니다. 기대도 놓고 실망도 놓고 "이것이 진실이지." 이렇게만 하는 겁니다. 그 작업 이 잘 되면 오늘이라도 불면증이 사라질 수 있습니다.
- 기대하면 안 되겠네요. 그걸 몰랐네요.
- 비워야 채워집니다. 기대로 가득 찬 마음에는 잠이라는 빈 현상 이 나타날 수가 없습니다.
- 알겠습니다. 감사해요.

26 기치료를 했는데요

- 불면증 때문에 아는 사람의 권유로 기치료를 받았는데 기분이 이상해요. 몸이 찌릿찌릿하고……
- 불면증을 기로 치료한다는 것은 무지한 일입니다.
- 무슨 말씀이시죠?
- 기는 물질입니다. 물질로 마음을 다스릴 순 없어요.
- 기치료 받고 좋아진 사람도 있다던데요?
- 그건 마음의 문제가 아닌 몸의 문제에 한합니다. 몸이 안 좋으면 기가 안 좋은 거고 양질의 기가 도움이 될 수 있습니다. 불면증으로 몸이 안 좋아졌다면 건강 부분에서 도움이 될 수는 있습니다. 거기까지입니다. 기가 불면증을 근치할 순 없습니다. 오히려 기운을 운용하는 사람의 기운이 나쁘면 해를 입을 수도 있어요.
- 그럼 어떻하죠? 그 뒤로 몸이 이상한 것 같은데.
- 세상은 모든 게 둘이지만 근원에선 모든 게 하나입니다. 세상엔 청기와 탁기가 있지만 근원에선 그저 하나의 기운입니다. 어떤 기운이 내 몸에 들어왔든 그것을 다스리는 방법은 그것이 나와 둘이 아니다, 오로지 그렇게 생각하는 겁니다. 그렇게만 하면 차차 좋아질 것입니다.

27 치유가 너무 극적이에요

- 사람들의 치유기를 봤는데요, 치유가 너무 극적이에요. 어떻게 상담 받고 바로 호전이 될 수 있는 건지.
- 그건 그분들이 다 직접 경험하고 남기신 글입니다.
- 상담 받은 분들 모두 그렇게 단번에 호전이 되었나요?
- 다 그렇진 않아요. 어떤 분은 늦고 어떤 분은 빠르지요.
- 왜 그게 차이가 나는 거죠?
- 마음의 차이 때문입니다. 어떤 분은 정말 마음을 비우고 상담을 듣습니다. 어떤 분은 건성으로 듣습니다. 그것이 치유의 차이로 나타나는 겁니다.
- 극적인 호전을 좀 쉽게 설명해줄 수 있나요?
- 극적인 호전은 기적이 아닙니다. 그건 자연스런 결과입니다. 이를테면 봄이 되면 얼음이 녹죠. 그 전까지 꽁꽁 얼었던 얼음이. 얼음이 녹기 전과 후만을 보면 그건 극적인 변화이지만 사실 그건 봄이 되어 온 자연스런 변화이자 결과입니다. 마음에도 봄이 오면 그렇게 안 녹던 불면증이란 얼음이 어느 순간 녹습니다. 그건 전혀 극적인 일이 아니에요. 자연스럽고 당연한 일이지요.
- 아! 좀 알 것 같아요.

28 제가 예민해서……

- 어제 잠을 못 주무셨다구요?
- 네. 제가 예민해요. 쓸데없는 걱정도 많고, 사람들의 시선에 신경을 많이 쓰고, 조금만 말다툼을 해도 잠을 설치고, 어제도 그런 일이 있었어요. 그래서 잠을 잘 못 잤어요.
- 사람들이랑 항상 좋은 관계를 갖고 싶고, 그러세요?
- 그런 게 좀 있어요. 항상 좋게 지내고 싶은 마음이.
- 모든 사람과 좋게 지내고 나를 좋게만 생각하게 하고 좋은 소리만 듣고, 그렇게 살 수는 없어요. 피곤해서 어떻게 그렇게 살아요?
- 피곤하긴 해요.
- 사람들 눈치 보고, 비위 맞추고, 참고, 견디고, 걱정하고, 이런 감정들은 나를 행복하게 하는 것이 아니라 힘들게 할 뿐이에요. 그런다고 해서 알아주는 사람 별로 없어요. 알아주지도 않는 일에 왜 사서 고생을 합니까? 모든 사람과 다 잘 지낼 순 없어요. 그런 생각은 쓰레기와 같아서 갖고 있어 봤자 피곤하고 힘들 뿐입니다.
- 쓰레기라고 하니 한 대 맞은 느낌입니다. 공감이 가네요.
- 그런 생각이 든다면 수면이 훨씬 나아지겠는데요.
- 네. 그럴 것 같아요. 마음이 편해졌어요.

29 너무 기뻐하니까 잠이 안 오네요

- 그제는 잘 잤는데 어제는 잘 못 주무셨다고요?
- 네. 그제는 정말 오랜만에 푹 자서 너무 기뻤는데 어제는 거의 잠을 못 잤어요.
- 왜 그런 것 같으세요?
- 잘 모르겠어요. 사실 회사업무 중 스트레스를 받는 일이 있었는데 그래서 그런지, 종잡을 수가 없네요.
- 종잡을 수가 없어서 SOS를 치신 거군요.
- 네. 다시 겁도 나고. 그래서 전화를 드렸어요.
- 그제 잠을 푹 잤을 때 얼마나 기뻤나요?
- 엄청 기뻤죠. 하루 종일 행복했어요. 붕 떠 있는 느낌. 좀 그랬어요. 잘 때도 그런 기분이 계속되었죠. 그런데 잠이 안 왔어요. 그래서 많이 당황스러웠어요.
- 너무 기뻐한 게 문제인 듯합니다. 그건 일종의 흥분입니다. 그런 상태는 잠을 부르는 것이 아니라 잠을 쫓죠. 기뻐하는 대신 감사하세요. 전자는 마음을 들뜨게 하지만 후자는 마음을 가라앉힙니다. 기뻐하는 것이 아니라 감사하는 것이 포인트입니다.
- 제가 뭘 잘못했는지 알겠네요. 감이 잡혀요.

30 마음이 마음대로 안 돼요

- 마음이 마음대로 안 됩니다.
- 그게 무슨 말씀이세요?
- 저는 이러고 싶은데 실제로는 다른 일을 해요. 생명원리를 따르
  는 것이 맞다는 것을 아는데 실제로 저는 제 생각을 따르고 있어
  요. 그래서 불면증도 별 변화가 없어요. 힘듭니다.
- 무슨 말인지 알겠습니다. 그런데요, 마음대로 안 된다는 그 마음
  은 진짜 내 마음이 아닙니다.
- 진짜 내 마음이 아니라니, 그게 무슨 말씀이세요?
- 마음대로 안 된다는 그 마음은 생각이 일으키는 마음입니다. 습
  관적인 생각이 만드는 마음이에요. 그런 마음은 일종의 구름과
  같아요. 그걸 내 마음이라 생각하면 안 되는 겁니다. 진짜 내 마음
  은 구름이 아니에요. 진짜 내 마음은 하늘이에요. 나를 비운 마음
  이에요. 나를 비우니 마음대로 안 된다고 고민할 일이 없어요. 나
  를 비우면 모든 게 다 순리로 다가와요. 봄이 오면 꽃이 피고 가을
  이면 열매가 맺히고. 생명원리를 따르는 마음이 나를 비운 마음
  이에요. 그게 진짜 마음이에요. 그 마음으로 자는 겁니다.
- 진짜 내 마음이 그거군요.

31 내가 변해야 세상이 변합니다

- 걱정거리가 생기니 또 잠을 못 자고 그렇습니다.
- 무슨 일이 있나요?
- 건강이 안 좋습니다. 병원에서 진찰을 받고 있는데 신경이 쓰여서 잠을 설치고. 그러다 보니 다시 수면제에 손을 대고. 너무 힘들어서 전화를 드렸어요.
- 그냥 병이 낫고 잠이 좋아지기를 바라지 마시고 자신의 생각과 행동의 문제점을 자각하고 고치세요. 내가 소심하다 싶은 생각이 들면 생각을 좀 대범하게 바꾸시고, 내가 너무 작은 일에 연연한다 싶으면 집착 없는 마음을 먹으려고 노력하시고. 그렇게 나를 바꾸어 가다 보면 어느새 병도 잠도 물러가게 될 것입니다.
- 내가 달라져야 세상(병, 잠)이 달라진다는 말씀이네요.
- 그렇습니다. 세상의 변화는 내 변화에서 옵니다. 나는 가만히 있는데 병이 저절로 낫고, 불면증이 저절로 물러가는 그런 일은 없습니다.
- 그 생각을 못했네요. 제가 달라져야 한다는 사실을.
- 내가 전과 달리 희망차고 풍요로운 삶을 산다면 그건 내 생각과 행동의 변화가 만든 결과입니다. 나는 그대로 있으면서 세상만 바뀌기를 바라는 것은 절대 가능하지 않은 꿈입니다.

32 확률이 얼마에요?

- 불면증으로 이것저것 안 해본 것이 없을 정도로 고생을 했어요. 수면제도 먹고 한약도 먹고 수면다원 검사도 하고 운동도 하고, 그런데 별 차도가 없어요. 그런데 여기를 들어와 보니 상담만하고 나은 분들이 꽤 많던데 낫는 비율이 얼마나 되나요?
- 나은 사람 비율요? 그게 왜 궁금하시죠?
- 효과가 얼마나 있나 싶어서……
- 나을 확률도 100%이고 그 반대도 100%입니다.
- 무슨 말씀이신지 잘 모르겠어요.
- 상담 받은 대로 하시면 100% 낫고, 상담 받은 대로 하지 않으시면 100% 낫지 않습니다.
- 감이 안 잡혀요.
- 상담을 통해 깨달은 진실을 따르면 낫게 되고, 상담을 받았지만 자기 생각에 빠져 상담 받은 대로 하지 않으면 상태가 달라지지 않는 겁니다.
- 상담대로 하는 게 엄청 어렵나요?
- 쉽습니다. 상담에서 들은 생명원리를 자각하고 믿으면 됩니다. 그것이 전부입니다. 그럼 자동적으로 수면이 좋아집니다.

33 목적을 위한 믿음은 믿음이 아닙니다

- 오랜만에 전화 주셨네요.

- 요즘 다시 힘들어져서요.

- 또 잠이 안 오세요?

- 네. 전에 해주신 말씀을 아무리 되새겨도 잘 안 돼요. 생명의 뿌리를 믿는다고 생각하는데도 효과가 없어요.

- 잠을 못 자게 되니 마음이 다급하신가요?

- 그야 그렇죠.

- 생명원리를 믿으면 자겠지 하는 마음이 있으셨나요?

- 그것도 있습니다.

- 그러니까 안 되신 것 같습니다.

- 무슨 말씀이세요?

- 목적을 위한 믿음은 진실한 믿음이 아닙니다. 생명원리를 믿으면 불면증이 물러간다는 생각으로 생명원리를 믿는 건 앞뒤가 바뀐 겁니다.

- 그럼 그런 생각을 하지 말고 믿어야 한다는 건가요?

- 그렇죠. 그게 진실이니까 믿는 거지, 이렇게 하면 잠이 올 거라는 전제 하에 믿는 건 믿지 않는 거와 똑 같습니다.

- 아! 그렇군요.

34 진짜로 밥을 하세요

- 원장님, 저 나을 수 있을까요?

- 물론입니다.

- 자꾸 암담한 생각이 듭니다. 여기서도 안 될 것 같은.

- 나쁜 생각이 나오는 머리를 쉬세요.

- 어떻게 하는 게 머리를 쉬는 건가요?

- 자려고 발버둥치는 생각을 멈추는 게 머리를 쉬는 겁니다.

- 그렇게 하면 불면증이 좋아질까요?

- 그런 생각도 접으세요. 암담한 생각이 나면 그게 잘못된 생각임
  을 깨닫고 근원을 자각하세요. 그런 다음 가만히 호흡을 느끼면
  서 시간을 보내세요. 그럼 어느 순간 잠이 옵니다.

- 그래도 잠이 안 오면 어떻죠?

- 당신은 생각으로 밥을 다 하는군요.

- 네?

- 생각이 아니라 진짜 밥을 하세요. 밥이 될까 안 될까 하는 그런
  생각을 버리고, 실천하고 지켜보세요. 아니 지켜보는 것도 필요
  없어요. 쌀을 씻고 솥에 넣고 불을 때면 밥은 자동적으로 되니까
  요. 실천하지는 않고 생각으로만 요리조리 따지는 건 해결로 가
  는 것이 아니라 해결에서 멀어지는 길입니다.

35 햇빛을 쬐는데 효과가 없어요

- 햇빛을 쬐면 좋다고 해서 자주 햇빛을 쬐는데 불면증은 아무런 변화가 없어요. 왜 그런 거죠?

- 저도 옛날 불면증이 있었을 때 햇빛을 쬐면 불면증이 좋아진다는 말을 듣고 열심히 했어요. 하지만 불면증은 아무 변화가 없더군요.

- 저도 그래요.

- 햇빛은 불면증의 만병통치약이 아닙니다. 그건 그저 수면건강에 조금 좋은 영향을 주는 것에 그칩니다. 해를 잘 못 보는 실내생활 하는 사람들도 다 잘 자는 걸 보면 햇빛이 수면에 결정적인 영향을 주는 게 아니란 건 금방 알 수 있습니다.

- 그건 그렇네요.

- 전쟁에서 이기려면 적의 장수를 잡아야죠. 졸병 하나를 잡아서 어떻게 전쟁을 이기겠어요?

- 그게 무슨 말씀이세요?

- 햇빛을 아무리 쬐어도 그건 적의 졸병 하나를 잡는 일에 불과해요. 그걸로 불면증이란 전쟁을 이길 수는 없어요. 그러나 적의 장수를 잡으면 전쟁이 단번에 끝납니다. 생명의 뿌리, 근원의 힘을 자각하는 게 적의 장수를 잡는 일입니다. 가장 빠르고 확실하고 근본적인 해결책입니다.

36 순수하지 못한 사랑은 행복하지 못합니다

- 저는 항상 잠에 대한 생각이 머리에 가득해요. 원장님 말씀을 생각해도 잠자리에 눕기만 하면 온통 잠에 대한 생각이 앞서요. 걱정이 되고. 아무리 걱정을 안 하려고 해도 안 돼요.
- 생각에도 관성의 힘이 있어서 그렇습니다. 생각이 습관이 되면 의도하지 않는데 자꾸 그 생각이 납니다.
- 어떻게 해야 하나요?
- 그런 생각들이 날 때마다 즉각 알아차리는 거죠. 그렇게 하다보면 자각의 힘이 생기고, 그게 습관이 되면 나쁜 생각의 습관이 점점 힘을 잃게 됩니다.
- 말씀은 알겠는데 실천이 잘 될지 모르겠어요.
- 진정한 사랑을 아세요?
- 갑자기 그게 무슨 말씀이세요?
- 진정한 사랑은 가슴에서 나오는 사랑의 진실을 따르는 거지 어렵다 쉽다 이런 게 없어요. 그게 진정한 사랑이고 행복한 사랑입니다. 불면증도 마찬가지에요. 생명원리의 진실을 안다면 그걸 따르는 건 자동적이에요. 어렵다 쉽다 이런 말이 붙질 않아요. 진정한 사랑이 우리를 행복하게 만들듯이 잠의 진실은 저절로 우리를 행복하게 합니다.

37 출근이 다가오니 또 그렇네요

- 원장님, 또 전화를 드리게 되어 죄송합니다.

- 전화하는 건 괜찮습니다. 그런데 무슨 일이 있나요?

- 덕분에 불면증도 없어지고 얼마 전에는 가족들이랑 여행도 갔다
  오고 잘 지냈는데 출근을 하려니 다시 잠이 안 옵니다. 원장님께
  배운 걸 되새기고 잠에 집착하지 않으려고 아무리 노력해도 안
  됩니다. 창피하지만 그래서 다시 전화를 드렸습니다. 어떻게 하
  면 될까요? 또 불안해집니다. 걱정이 되고.

- 세포는 순간순간 죽고 새로 태어납니다. 그건 우리가 순간순간
  죽고 다른 존재가 되는 일입니다. 엄청난 일이죠. 그건 걱정이 안
  되세요? 내가 순간순간 다른 존재가 되는데. 그건 출근을 하니 마
  니 하는 것과 비교할 수 없을 정도로 크고 중요한 일인데.

- 생각해보니 그렇네요. 하지만 그런 걱정은 안 해봤습니다.

- 걱정을 안 한 것이 아니라 걱정이 안 된 것이죠. 세포가 죽고 태
  어나는 그 엄청난 일이 그냥 잘 될 거라고 태연하신 거죠. 그런 일
  에도 태연하신 분이 겨우 출근하는 일을 갖고 호들갑을 떨면 되
  겠습니까? 호랑이는 무서워하지 않는 분이 생쥐에게 벌벌 떠는
  건 말이 안 되지요. 안 그런가요?

- 듣고 보니 그렇군요. 허참!

제4장
생명원리의 치유사례

여기에 있는 치유사례는 불면증을 겪은 사람들의 고통과 치유과정, 그리고 그 결과를 담고 있다. 이들 대부분은 상담 후 바로 불면증이 사라지거나 호전되었다. 물론 상담 후 경과를 지켜보고 필요한 조언을 해주는 일이 치유의 과정에 동반되지만, 그런 조언은 태풍이 지나간 뒤의 잔물결을 다스리는 일에 그친다. 몇 명의 대면상담을 제외하곤 모두 전화상담만으로 불면증이 정상수면으로 전환되고 치유된 것도 주목할 만하다. 그저 전화로 듣는 한마디로도 많은 사람들이 수십 년의 불면증이 즉각 사라지고 정상수면을 회복했다. 생명원리의 진실과 효과는 그 정도로 강력하고 확고하다. 수면제재를 복용한 사람들도 그 내성이 사라지는 시간이 더 소요되었을 뿐 효과는 동일했다. 불면증이 있는 사람들은 모두 같은 경험을 할 수 있다. 생명의 본질은 같으며 그 작용 또한 사람에 따라 다를 수 없기 때문이다.

1 전해들은 생명원리로 불면증이 사라지다

– 초등학교 6학년 남학생

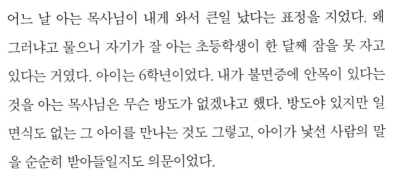

어느 날 아는 목사님이 내게 와서 큰일 났다는 표정을 지었다. 왜 그러냐고 물으니 자기가 잘 아는 초등학생이 한 달째 잠을 못 자고 있다는 거였다. 아이는 6학년이었다. 내가 불면증에 안목이 있다는 것을 아는 목사님은 무슨 방도가 없겠냐고 했다. 방도야 있지만 일면식도 없는 그 아이를 만나는 것도 그렇고, 아이가 낯선 사람의 말을 순순히 받아들일지도 의문이었다.

그러던 중 한 생각이 났다. 그건 목사님이 내 말을 대신 전하는 것이었다. 다행히 그 아이는 목사님의 말을 잘 듣는 아이였다. "목사님, 가서 제 말을 전하세요. 그 아이는 목사님 말을 믿고 따르니 목사님이 말을 하면 그걸 믿을 겁니다. 근데 그 아이는 하느님을 믿나요?" "물론 믿죠. 제가 하느님 얘기를 많이 했거든요." "그럼 그 아이에게 가서 이렇게 말하세요. 잠은 네가 자는 것이 아니라 하느님이 너를 재워주는 거라고. 옛날 네가 너도 모르게 잔 것은 다 하느님이 그 일을 하신 거라고. 그렇게 믿으라고 하세요."

나중에 확인한 바에 의하면 그 아이는 그 말을 들은 후 불면증이 사라졌다고 했다. 일견 너무 당연하면서도 감동적이었다. 한 달 동안이나 잠으로 고생하던 아이가 하느님이 잠을 재워준다는 한마디로 잠이 들다니! 이 경우는 아이의 순진무구함이 생명원리의 진실에 쉽게 공감하고 또 생명원리를 말한 사람을 믿음으로써 불면증이 사라진 케이스다. 다르지만 비슷한 예를 사리풋다와 앗사지의 만남에서 볼 수 있다.

사리풋다는 우연히 만난 앗사지 비구의 고요한 모습만을 보고도 그가 참된 수행자임을 알았다. 그의 고요한 걸음걸이는 그냥 꾸며질 수 있는 것이 아니었기 때문이다. 사리풋다는 그에게 다가가 진리의 한마디 말을 청한다. 앗사지는 자신은 부처의 제자며 다만 부처의 말을 전할 수 있다고 했다. 앗사지가 전한 그 유명한 말은 다음과 같다. "모든 것은 원인으로 시작되며……" 기록에 의하면 사리풋다는 그 말 한마디에 깨달음을 얻었다고 한다. 목사님을 통해 하느님이 잠을 오고가게 한다는 한마디 말을 전해 듣고 불면증이 사라진 초등학생의 모습과 사리풋다의 모습은 묘하게 겹친다.

진리는 순수한 진동이며 모든 존재는 자동적으로 진리에 공명한다. 앗사지 비구가 한 말이 진리가 아니었다면, 목사님이 대신 전한 그 한마디 말이 진리가 아니었다면 존재의 변혁이 일어나는 공명은 일어나지 않았을 것이다. 이 아이는 진리의 공명이 만들어내는 존재의 변화를 극명하게 보여준다.

2 전화 한 통으로 불면증이 사라지다

- 30대 아기엄마

이 분은 천안에 사는 아기엄마로 5달째 불면증으로 인한 강박증과 우울증에 시달리고 있었다. 내게 전화를 걸어올 당시는 천안에서 서울까지 다니면서 몇 달째 한약을 먹고 있는 중이었고, 그럼에도 별 차도가 없어 힘들어 했다. 갓난아기를 키우는 입장에서 그 힘든 상황이 충분히 이해되었다. 그녀는 즉시 상담을 요청했다. 하지만 전화를 해온 시간이 너무 늦어 망설여졌다. 상담을 하자면 족히 한 시간은 넘게 걸리는데 그러자면 밤늦게 끝날 수밖에 없었다. 내가 머뭇거리자 그녀는 매달렸다. 당장 오늘 밤도 무섭다고 했다.

나는 바로 상담에 들어갔다. 그리고 자동차와 운전수의 관계를 예를 들어 잠을 설명해 나갔다. 즉 잠이라는 영역에 있어 우리 몸은 머리부터 발끝까지 하나의 자동차며 운전수가 아님을 설명했다. 잠이라는 시동을 켜고 끄는 주체는 자동차가 아닌 운전수임을 설명하면서 우리 몸의 생명작용인 잠, 심장박동, 호흡 등등이 자동차가 아닌 운전수의 소관사항이며 그가 알아서 하는 일임을 설명했다. 그녀는 그런 내 설명을 잘 알아들었는지 중간중간 마음이 편해진다는 말을 했다.

다음으로 운전수에 대한 자동차의 마음가짐을 이야기했다. 자동차가 자동차에 대해 걱정하고 전전긍긍하는 것이 아니라 그 일은 운전수에게 온전히 맡기는 마음을 내야 함을 주지시켰다. 나라는 자동차가 굴러가는 여러 현상들, 잠이나 심장박동, 호흡 등은 운전수가 알아서 온전히 돌보는 일임을 주지시키고, 우리는 그저 운전수를 철석같이 믿는 그 마음만 가지면 된다고 말했다.

한 시간 가량의 전화상담이 끝나자 처음과는 다른 편안함이 그녀에게서 전해졌다. 실제로 그녀는 마음이 편해졌다고 말했다. 그러나 전화를 끊고 나서 나는 내심 걱정되었다. 전화로만 하는 상담은 이 분이 처음이었기에 정말 내 말을 잘 알아들었을지 그것이 마음의 변화를 일으켰을지 걱정이 되었다. 그러나 그런 걱정은 기우였다. 다음날 아침에 내가 눈을 뜨기도 전에 그분에게 문자가 왔다. '눈을 떠보니 아침이었다'고. 그렇게 한약을 먹어도 낫지 않던 불면증이 전화상담 한 번으로 치유된 것이다.

이 분의 경우는 불면증 치유에 있어 한약의 효과가 미미함을 보여준다. 한약을 먹어 불면증이 나았다면 그건 몸이 애초에 그런 약이 필요했던 상태였을 뿐, 불면증이 한약으로 나을 수 있다는 말은 아니다. 불면증은 마음의 병이다. 마음의 문제로 온 불면증은 마음의 문제를 해결하면 저절로 사라진다. 한약을 아무리 먹어도 불면증이 낫지 않는다면 그건 불면증이 마음에서 왔다는 것이며, 약으로 다스리려 해서는 안 된다는 증거다. 마음은 물질로 다스릴 수 없다.

3 호흡법과 생명원리의 만남

– 해외 거주 중인 50대 남자 회사원

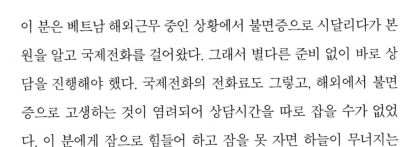

이 분은 베트남 해외근무 중인 상황에서 불면증으로 시달리다가 본원을 알고 국제전화를 걸어왔다. 그래서 별다른 준비 없이 바로 상담을 진행해야 했다. 국제전화의 전화료도 그렇고, 해외에서 불면증으로 고생하는 것이 염려되어 상담시간을 따로 잡을 수가 없었다. 이 분에게 잠으로 힘들어 하고 잠을 못 자면 하늘이 무너지는 듯한 마음가짐이 얼마나 잘못된 것인가를 인식시켜 나갔다. 그리고 잠이 우리의 의지로 좌지우지할 수 없는 것임을 우리 몸의 생명작용을 예로 들어 하나하나 설명했다.

국제전화 상 상담을 길게 하기는 힘들었다. 충분한 시간을 갖고 설명을 하고 싶었지만 마냥 시간을 끌 수는 없었다. 30분 정도의 상담 말미에 나는 마지막 조언을 했다. 그건 다른 생각은 접고 호흡에 집중하는 것이었다. 이 분의 머릿속에 가득한 잠에 대한 걱정과 불안을 없애는 것은 그런 생각을 호흡으로 전환하는 것이 제일 간단하고 효율적이라고 판단되었다. 코에 집중하는 호흡, 배의 움직임에 집중하는 호흡 등 다양한 호흡법을 제시하고 전화를 통해 어떤 방법이 본인에게 맞는지를 점검했다. 이 분은 배의 움직임에 의식을 집중하는 것을 편하게 생각했다. 나는 호흡할 때마다 배의 움직임에 집중하고, 배에 손을 올려놓고 그 움직임에 집중하도록 주문했다.

그 방법은 제대로 들어맞았다. 호흡집중을 통해 떠 있던 의식이 가라앉았고, 그와 동시에 잠에 대한 걱정과 불안으로 과도했던 긴장이 이완되면서 자기도 모르게 잠이 들었다. 배에 손을 올리고 가만히 호흡에 집중하자 그날부터 그렇게 오지 않던 잠이 오기 시작하고 불면증이 사라졌다.

이 분의 경우는 잠에 대한 걱정이 잘못임을 깨닫고, 그 걱정이 호흡집중으로 전환됨으로써 불면증이 즉각적으로 사라진 예에 속한다. 이런 것은 수행자들이 흔히 하는 수행의 한 방편이다. 수행자들은 처음에 많은 생각을 하나로 모으는 훈련을 한다. 그리고 그 한 생각을 물고 늘어짐으로써 생각없음의 상태로 들어간다. 생각없음의 상태로 들어가는 것이 바로 수행의 목표다. 부처란 무엇인가? 부처란 생각없음의 상태다.

따라서 불면증 환자들이 잠에 대한 생각을 놓고 호흡일념으로 들어가는 것은 수행자들의 수행과 그 궤를 같이한다고 할 수 있다. 호흡일념을 통해 불면증에 대한 걱정과 불안을 놓으면서 자기도 모르게 생각없음으로 다가가는 것이다. 잠이란 생각없음의 상태다. 호흡집중을 통해 불면증이 사라질 수 있는 것은 그런 이유다. 물론 생명원리에 대한 자각이 그 기반임은 말할 나위도 없다.

4 근원을 부처로 대체해 불면증을 치유하다

- 70대 할머니

할머니는 10년째 불면증으로 약을 먹는 상태였다. 그런데 먹는 수면제 양이 너무 많았다. 한 번에 6알을 먹었다. 그동안 많은 사람을 상담했지만 할머니가 70이 넘었고 수면제를 6알씩이나 먹는다는 말에, 과연 이 분이 나을 수 있을지 고민이 되었다. 불면증 치유를 위해선 무엇보다도 생명원리를 잘 알아들어야 하는데 연세 드신 분이 그걸 잘 알아들을 수 있을지도 알 수 없었다. 또 6알씩이나 수면제를 먹는 상태라면 그 습관성을 잡는 것도 쉬운 문제가 아니란 생각에 할머니의 치유에 선뜻 나서기 힘들었다. 하지만 할머니의 치유를 요청한 사위분의 부탁이 너무 간절해서 상담을 거절할 수 없었다.

상담 중 나는 할머니가 가슴에 쌓인 한이 많다는 것을 알게 되었다. 특히 평생 자신을 고생시킨 남편에 대한 증오가 상당했다. 그것이 불면증의 한 이유였다. 일단 할머니 가슴에 맺힌 응어리를 푸는 작업에 들어갔다. 그리고 눈을 맞춰가며 할머니가 받아왔던 고통은 할머니가 억울하게 당한 일이 아니라 전생에서 남에게 했던 것이 되돌아온, 일종의 빚을 갚는 일이라는 점을 이해시켰다. 세상은 인과응보로 돌아가므로 아무 이유 없이 남한테 뺨을 맞는 그런 일은 일어나지 않는다고 이야기했다, 그동안 남편 대신 가정을 꾸려오며 고생한 것은 다 전생의 빚을 갚는 일이었고 이제 그 빚도 거의 다 갚았다고 말했다.

실제로 약간의 문제가 있었지만 예전에 비해 할머니는 평온한 삶을 살고 계셨다. 할머니는 나의 말을 받아들였다. 자신의 고생이, 자기가 겪어온 일이 일종의 빚갚음이었고, 그렇게 고통을 감내하고 이겨냄으로써 자신이 보다 나은 사람이 되었다는 것을 전향적으로 수용했다. 다음엔 수면제를 줄이는 작업에 들어갔다. 6알이라고 한 수면제는 알고 보니 다 반 알짜리였다. 나는 그 하나하나의 성분을 파악한 뒤 그것을 조금씩 줄이는 일정을 잡고 할머니에게 그대로 하시라고 당부했다. 할머니는 그렇게 하겠다고 약속했다.

남은 문제는 불면증 그 자체였다. 할머니에게 불면증을 벗어나는 핵심인, 생명원리를 설명하는 건 그만두었다. 그걸 할머니가 알아듣긴 어려워 보였다. 나는 그보다 좀 더 쉬운 방법을 동원했다. 할머니는 절에 가끔 다니던 분이셨고 부처님에 대한 신심이 있었다. 나는 할머니에게 세상만사가 다 부처님의 뜻이듯이 우리가 자고 깨는 것도 부처님이 하는 일이라고 말했다. 예상치 못한 말을 들은 듯 눈을 동그랗게 뜬 할머니는 "원장님이 그렇다면 그런 거겠지요." 라며 선선히 내 말을 받아들였다. 나는 할머니에게 잠잘 때마다 내가 잠을 잔다고 생각하지 말고 '부처님이 나를 재우는 거다.' 오로지 그 한 생각을 하라고 당부했다. 그 후 나는 매일 전화로 할머니의 수면상태를 확하고 그때마다 부처님이 할머니를 재운다는 생각을 반복적으로 주지시켰다. 할머니도 내 말을 철석같이 믿는 눈치

였다. 할머니는 근 20일 만에 수면제를 모두 끊고 수면제 없는 수면에 성공했다.

이것은 부처에 대한 신심을 불면증 치유에 활용한 사례다. 부처에 대한 바른 신심이란 무엇인가? 그건 부처에게 매달리고 부처가 나를 위해 뭔가를 해주기를 바라는 것이 아니라 부처가 모든 것임을 자각하는 일이다. 이것도 부처가, 저것도 부처가, 부처가 하지 않는 일은 아무 것도 없고, 모든 것이 부처가 하는 일이라고 받아들이는 것이 부처에 대한 바른 신심이다. 모든 것을 부처가 한다는 그 자각과 믿음 속에 나는 없다. 내가 없으면 내 생각이 원인이 되어 만들어진 불면증 역시 존재할 수 없게 된다.

할머니는 잠이란 것이 내가 아니라 부처가 하는 일임을 받아들임으로써 자기도 모르게 자기를 놓고, 불면증을 넘어섰다. 수면제를 줄이는 과정에서 어쩔 수 없이 시간이 걸렸지만, 이 분이 내 말에 보인 신뢰의 자세를 볼 때, 수면제가 아니었다면 아마 즉시 불면증을 벗어났을 것이다. 세상에 부처가 되는 일처럼 어려운 일도 없지만 부처가 되는 일처럼 쉬운 일도 없다. 세상만사가 모두 부처가 하는 일이라고 받아들이는 순간 부처가 될 수 있다. 잠은 부처님이 하는 일이라는 한마디 말로 불면증을 벗어난 할머니의 예도 그와 같다.

5 뇌세포가 잘못된 건 아닐까요?

- 20대 남자 취업준비생

이 분은 취업시험 준비로 인한 스트레스가 불면증으로 발전한 경우다. 스트레스가 쌓이면서 그것이 불면증이 되어 고생한 시간은 약 6개월 정도였다. 다른 사람에 비해 그리 길지 않는 시간이었지만, 모든 사람이 불면증에 걸린 기간이나 그 경중에 상관없이 자신의 불면증이 가장 힘들다고 생각하는 것처럼 이 분 역시 자신의 불면증을 너무도 힘들어하고 있었고, 그것이 극에 달하면서 자신의 뇌에 무슨 이상이 생기지나 않았을까 하는 망상까지 생긴 상태였다.

급한 도움을 청해와 상담을 하면서 가장 먼저 한 일은, 이 분이 스스로 만든 생각, 즉 잠을 못 자 뇌세포가 잘못되었을지도 모른다는 생각은 전혀 진실이 아니며, 지금까지 만나본 어떤 사람도 잠을 못 자서 뇌가 잘못되거나 한 사람은 없었다고 안심시키는 일이었다. 실제 그의 뇌가 이상이 생겼는지는 알 수 없었지만 뇌가 잘못되었다는 생각으로 인한 스트레스가 더 심각한 문제를 일으키므로 일단 본인이 만들어낸 그 생각을 끊어주어야 했다. 나는 단호하게 그런 일은 없으며 그런 걱정은 할 필요가 없는 일임을 강조했다. 많은 사람들을 치유한 경험에 비추어 그럴 가능성은 제로였다. 내 말에 그의 불안은 잦아들었다. 그 뒤 생명원리에 대한 설명을 덧붙이고,

생명작용인 잠을 본인이 어떻게 해보겠다는 생각이 얼마나 잘못된 것인가를 일깨워주었다.

상담을 시작할 때는 정신이상이 생각될 정도로 마음이 불안했으나 상담이 끝나면서 불안이 어느 정도 가라앉았음을 느낄 수 있었다. 의외로 이 분은 상담을 받은 바로 그 날로 그렇게 자신을 괴롭히던 불면증을 극복하고 7시간이 넘는 수면을 취했다. 그 뒤로 약간의 부침이 있었지만 그건 대수롭지 않은 수준이었다. 이 분이 남긴 후기를 보면 잠에 대한 객관적인 진실을 알게 되어 마음이 편해졌고 아무런 의심이나 걱정 없이 잠자리에 누웠다고 했다. 잠의 객관적 진실이란 무엇인가? 그것은 잠이라는 생명작용이 생명원리에 의해 구동되며 우리가 개입할 일이 없다는 것이다.

이 분의 경우는 불면증으로 뇌세포에 무슨 문제가 생겼을지도 모른다는 망상적 불안을 생명작용에 대한 바른 자각으로 단번에 털어내고 정상수면에 이른 케이스다. 누구나 잘못 생각할 수 있다. 잘못된 생각을 진실이라고 생각하면 덫이 되어 우리를 묶지만, 잘못을 잘못으로 자각하는 순간 우린 한순간에 그 잘못된 생각의 덫을 벗어날 수 있다. 이 분은 잘못된 생각의 덫이 얼마나 한 사람을 옥죄일 수 있고, 또 그 생각을 깨뜨림으로써 얼마나 빠르게 불면증이 극복될 수 있는지를 보여준 좋은 사례이다.

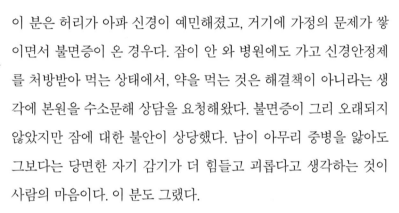

6 자살하고 싶어요

- 40대 남자 회사원

이 분은 허리가 아파 신경이 예민해졌고, 거기에 가정의 문제가 쌓이면서 불면증이 온 경우다. 잠이 안 와 병원에도 가고 신경안정제를 처방받아 먹는 상태에서, 약을 먹는 것은 해결책이 아니라는 생각에 본원을 수소문해 상담을 요청해왔다. 불면증이 그리 오래되지 않았지만 잠에 대한 불안이 상당했다. 남이 아무리 중병을 앓아도 그보다는 당면한 자기 감기가 더 힘들고 괴롭다고 생각하는 것이 사람의 마음이다. 이 분도 그랬다.

일단 약을 조금씩 줄여가는 방법을 조언하고, 잎과 나무의 관계를 통해 불면증을 풀어갔다. 내가 불면증이 있다는 것은 나라고 하는 잎이 약간 병든 것이나 같은데, 내가 내 불면증을 내 생각과 의지로 고치려는 것은 병든 잎이 병든 잎을 고치려는 발버둥과 같은 어리석은 일임을 설명했다. 잎의 생사는 잎 자체가 아니라 뿌리에 달려 있는 것처럼, 불면증을 치유하는 근원적 힘은 잎이 아닌 뿌리에서 온다는 내 설명에 이 분은 쉽게 공감했다.

뿌리에 대한 믿음도 강조했다. 나뭇잎이 나무뿌리를 믿고 의지함으로써 건강한 생명력을 유지하듯 사람도 자기 안에 있는 자기 생명의 뿌리를 믿음으로써 생명력이 건강해진다고 설명했다. 전화상담이었지만 전화로 느껴지는 그 분의 수용성은 나쁘지 않았다. 말투에서 느껴지는 심성도 맑았다.

상담 첫날 수면유도제를 조금 줄인 상태에서 전에는 못 자던 잠이 왔고 본인 스스로 만족해했다. 그런데 다음 날 급하게 전화를 걸어왔다. 어제 전혀 잠이 안 왔다고. 답답한 마음에 집 밖을 무작정 걷고 있는데 마음이 불안해 죽겠다는 것이었다. 목소리에 당황한 기색이 역력했다. 자살하고 싶다는 말까지 내뱉었다. 나는 일단 흥분을 가라앉히기 위해 더 이상 걷지 말고 어디에 앉기를 권했다. 그가 앉은 후 나는 그가 잘못하고 있는 것을 차분히 지적해 주었다. 그리고 당황하는 마음을 버리고 근원에 대한 자각과 믿음을 가지도록 유도했다. 상담이 주효했는지 그의 마음은 진정되었고 그 날 다시 별 무리 없이 잠을 잘 수 있게 되었다.

이후로도 그는 자신의 잠에 대해 계속 상황을 알려왔다. 어떨 땐 잠이 잘 온다고 기쁨의 문자를 보내기도 했다. 잠이 잘 온다고 너무 기뻐하는 것은 몸과 마음을 흥분시킬 수도 있으므로 기뻐하는 마음보다는 감사하는 마음을 낼 것을 주문했다. 가끔 수면이 좋지 않고 자주 깬다고 걱정할 때는 그것은 잘못되는 것이 아니라 잘못되었던 것이 바로 잡히는 과정임을 주지시키기도 했다.

그 분은 이런 과정을 통해 나중엔 자신이 생각을 잘못 일으킨 것들이 모두 자신에게 해가 됨을 알아차리고 스스로 마음을 편히 먹는 자각의 힘을 갖게 되었다. 그러는 과정에서 전에 없던 졸음이 생겨 바로 잠에 떨어지고 꿈도 꾸지 않고 숙면을 하는 상태에 도달했다. 상담 후 4일 만에 일어난 결과였다. 반 알자리 두 개인 수면제재의 복용을 완전히 끊은 것은 열흘만이었다.

이 분의 경우는 불면증이 있는 사람들의 마음이 자살을 생각할 정도로 힘들다는 것을 보여준다. 물론 그것은 자기가 만들어낸 착각이며 환상이다. 착각과 환상이 깨지는 것은 사람에 따라 시간이 걸린다. 누구는 하루에 되지만 누구는 평생을 가도 되지 않는다. 이 분은 그게 4일 걸렸다. 그 후로도 이 분은 가끔 연락을 한다. 그리고 잠자리가 바뀌었는데 잠이 안 온다는 고민도 하고 조언을 구한다. 한마디를 해주면 바로 또 잠을 잘 잤다는 연락이 온다. 불면증을 벗어났지만 다시 또 불면이 살짝살짝 오고 거기서 다시 벗어나는 이 분을 보면, 깨닫고 나서도 거듭 깨달아가는 수행자들의 여정이 은연중 불면증을 벗어나는 것과 닮아 있음을 본다. 인생도 수없이 양파껍질을 벗겨가는 과정이다. 수행도 수없는 양파껍질을 벗겨가는 일이다.

7 뇌가 숨을 쉬는 것 같아요

- 40대 여성 간호사

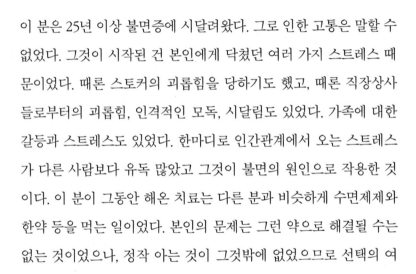

이 분은 25년 이상 불면증에 시달려왔다. 그로 인한 고통은 말할 수 없었다. 그것이 시작된 건 본인에게 닥쳤던 여러 가지 스트레스 때문이었다. 때론 스토커의 괴롭힘을 당하기도 했고, 때론 직장상사들로부터의 괴롭힘, 인격적인 모독, 시달림도 있었다. 가족에 대한 갈등과 스트레스도 있었다. 한마디로 인간관계에서 오는 스트레스가 다른 사람보다 유독 많았고 그것이 불면의 원인으로 작용한 것이다. 이 분이 그동안 해온 치료는 다른 분과 비슷하게 수면제제와 한약 등을 먹는 일이었다. 본인의 문제는 그런 약으로 해결될 수는 없는 것이었으나, 정작 아는 것이 그것밖에 없었으므로 선택의 여지는 없었고 고통은 계속되었다.

일단 이 분에게 고통을 주었던 여러 잘못된 인간관계의 고통에 대한 바른 이해를 이끌었다. 모든 인간관계는 그것이 피치 못한 경우라면 그것은 나의 공부로 오는 것임을 주지시키고 세상에 공부가 아닌 일은 없음을 강조했다. 그것이 사람과의 만남에서 온다면 사람을 통해 해야 할 공부가 있다는 의미임을 설명했다. 사람들의 만남에서 해야 할 공부를 다 마치면, 더 이상 사람들로 인한 고통이 없어질 것이라고 하자 그녀의 표정이 편안해졌다. 다음엔 반드시 해야 하는, 생명원리에 대한 공부에 들어갔다. 보통의 지성만 있다면 생명원리에 대한 이해는 어렵지 않다 그녀도 생명원리에 어렵지 않게 공감을 보였다. 상담이 끝난 후 일정 기간 그녀의 잠을 체크하는 일일점검에 들어갔다. 그녀는 자주 자기 생각보다 덜 잤다는 데 신경을 쓰고 피곤해했다.

불면증이 있는 사람들의 최대 약점은 본인이 잠을 잔 것에 감사하기보다 수면시간이 자기 기준에 적다 싶을 때 나오는 불만과 불안이다. 이 분도 그랬다. 나는 잠에 대한 이 분의 불만과 불평의 잘못을 지적하고 그것을 잠에 대한 감사함으로 돌리도록 유도했다. 잠자는 시간을 체크하는 것도 하지 않도록 했다. 들숨과 날숨에 의식을 모아 잡념을 떨어내는 호흡법에 대한 조언도 곁들였다. 그 결과 열흘 만에 머리가 맑아진 수면을 취했고, 머리가 숨을 쉬는 것 같은 느낌을 갖게 되었다. 그리고 20년 넘게 자신의 삶을 피폐하게 만들던 불면증에서 벗어났다.

이 분의 경우는 대인관계에서 오는 정신적 스트레스를 해소하지 못해 불면증이 온 케이스였다. 그것을 해결한 것은 자기에게 다가온 인간관계에 대한 바른 이해와 잠이라는 생명작용에 대한 바른 자각이었다. 바른 자각은 바른 삶을 이끈다. 생명원리에 대한 바른 자각으로 잠이 정상수면이 되는 것도 그런 이치다. 생명원리는 불면증을 벗어나는 온전하고 완전한 해법이다. 이것은 불면증으로 죽다가 살아난 나의 피나는 체험과 많은 사람들의 치유사례를 통해 그 증명이 완결된 일이다.

8 영적인 문제로 온 불면증

- IT분야 CEO인 60대 남성

이 분은 미국 출장 후 갑작스레 잠이 안 오기 시작해서 열흘간 잠이 거의 오지 않았다. 이유도 원인도 모른 채 잠이 오지 않자 극도의 혼란과 공황상태에 빠졌다. 여기저기를 헤매다가 약으로 잠 문제를 해결하는 것은 아닌 것 같은 생각에 본원을 찾아왔다.

상담을 해보니 다른 사람들과 달리 특별한 문제가 없었다. 다시 말해 사업도 잘 되고 거기서 오는 스트레스도 없었으며, 가정적으로도 화목하고 가족 간의 불화도 없었다. 안팎으로 모든 일이 원만했다. 여러 모로 점검한 결과 이 분의 경우 다른 사람들과 달리 영적인 이유로 불면증이 왔음을 알게 되었다. 다시 말해 이 분의 불면증은 인생의 전환점에서 일어난 일이었다. 물질적인 시각이 아닌, 삶에 대한 영적인 시각을 갖는 것, 그 목적을 위해 불면증이라는 고통이 하늘에서 주어진 것이었다.

내 말에 이 분은 크게 공감했다. "맞습니다. 저는 가정생활에도 회사에도 아무런 문제가 없어요. 어려서 힘들게 살았지만 제 노력으로 다 극복했고, 저는 제가 이룬 성취에 만족하고 있습니다. 그런데 영적인 문제라는 말씀을 들으니 뭔가 가슴이 찡합니다."

"사실 물질적인 것이든 정신적인 것이든 다 영적인 공부입니다.

모든 것은 다 연결되어 있습니다. 그러나 지금까지 해온 것은 모두 선생님의 의지로 성취해 오신 것들입니다. 이제는 그 의지라는 것을 놓는 공부를 할 때가 되었습니다. 불면증은 그 놓는 공부를 하라는 하늘의 신호입니다."

이 분은 그 날부터 의지를 가짐으로써 성취하는 것이 아닌, 의지를 놓음으로써 성취하는 공부를 시작했고, 3일 만에 그렇게 애써도 오지 않던 잠을 7시간이 넘게 자게 되었다. 그것도 연속으로 이어졌다. 어떨 땐 9시간이 넘게 자기도 했다. 잠을 마음껏 자게 된 기쁨은 대단했다. 그동안 불면증으로 마음고생을 한 걸 생각하면 기적 같은 변화라고 흥분했다. 지나친 기쁨은 의식을 들뜨게 만드는 요인이 되고 수면을 방해하므로, 나는 그 환희심을 누르고 고요함을 가지도록 이끌었다. 그 후 몇 번의 부침을 겪으면서 이 분은 정상수면으로 돌아갔다.

불면증은 때로 삶의 영적인 전환기에 온다. 그때 불면증이 유용한 도구가 될 수 있다. 그건 불면증이 나를 놓는 과정을 통해 치유되며, 그렇게 나를 놓는 것은 영적인 공부의 핵심이기 때문이다. 이 분이 바로 그런 경우였다. 그러나 이 세상은 물질이 따로 있고 정신이 따로 있고 영적인 일이 따로 있지 않다. 그것들이 하나로 묶여 돌아가는 것이 이 세상이다. 잠이 근원의 힘으로 돌아간다는 것을 온전히 이해하고 받아들이는 것은 영적인 자각이지만, 그런 자각은 정신적인 변화로 이어지고 또 물질적인 집착을 떼어낸다.

9 잠 한 번 개운하게 자고 죽는 게 소원입니다

- 50대 남성

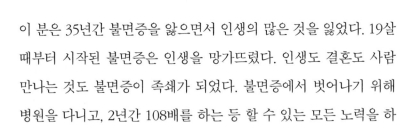

이 분은 35년간 불면증을 앓으면서 인생의 많은 것을 잃었다. 19살 때부터 시작된 불면증은 인생을 망가뜨렸다. 인생도 결혼도 사람 만나는 것도 불면증이 족쇄가 되었다. 불면증에서 벗어나기 위해 병원을 다니고, 2년간 108배를 하는 등 할 수 있는 모든 노력을 하였지만 실패했고, 정상적인 사회생활이 힘들면서 생활도 어려워졌다. 본원에 오기 전에 가끔 산조인을 다려 먹고, 또 술에 의지해 잠을 청했지만 불면증 치유는 건널 수 없는 강이 된 지 오래였다.

이 분은 여러 모로 불우했고 가정에 마음을 붙일 수가 없었다. 마음을 안정시키기 어려운 가정형편은 불면증을 유발한 직간접적 원인이 되었다. 그리고 불면증이 생긴 이후 한시도 마음이 편할 날이 없었기에 그 마음의 고통을 벗어나고자 정말 많은 공부를 했다. 불면증을 고치기 위해 나에게 온 사람 가운데 이 분처럼 공부를 많이 한 사람은 없었다. 종교에 귀의하고 깨달음을 추구했으며 이런저런 영적인 공부 역시 많이 해왔다. 그러나 본인의 말대로 그런 공부가 본인의 불면증을 치유하는 데 별로 효과가 없었고, 오히려 잘못된 앎으로 인해 자신을 얽어매는 족쇄가 되었다.

이 분과의 상담에 들어가면서 느꼈던 건, 고통을 통해서 마음공부를 나름대로 많이 해 온 탓인지 이해가 상당히 빠르다는 것이었다. 내가 무슨 말을 하면 거의 즉각적으로 알아들었다. 잠은 생각하고 의지를 발동해서 자는 것이 아니라 생명의 근본에서 알아서 하는 일이라고 하자 이 분은 대뜸 "그럼 내가 신경쓸 일이 없는 거네요."라고 하셨다. "네, 맞는 말입니다. 알고 보면 할 일이 없습니다. 그냥 근본에서, 생명의 뿌리에서 그 일을 알아서 한다는 것을 알고, 그것을 근본에 믿고 맡기는 것이 할 일의 전부입니다." 그 분은 그 날로 숙면에 빠졌다. 하루 만에 사람이 달라진 것이다. 35년 동안 어두웠던 불면의 어둠이 한 번 불이 켜지자 온데간데없이 사라져버린 것이다.

이 분의 사례를 통해, 불면증이란 잠에 대한 일종의 무지가 빚은 착각임을 다시 한 번 확인하게 되었다. 잠에 대한 정각을 가지자 그 날로 불면증이 사라진 것이 그 증거였다. 소원대로 수십 년 간의 불면증을 털어내고 정상수면으로 돌아선 극적인 결과는 이 분만의 전유물이 아니다. 이런 결과는 모든 사람들이 가능하다. 잠에 대한 무지가 깨어지는 순간, 생명원리 그 자체에 대한 바른 자각이 일어나는 순간 아무리 오랜 불면증도 바로 사라질 수 있다. 이 분은 그런 나의 주장이 거짓이 아님을 극명하게 증명한 분들 중 하나다.

¹⁰ 16년의 불면증이 단박에 사라졌어요

- 30대 여성

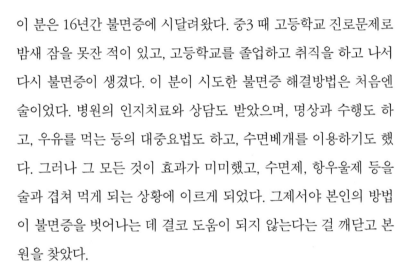

이 분은 16년간 불면증에 시달려왔다. 중3 때 고등학교 진로문제로 밤새 잠을 못잔 적이 있고, 고등학교를 졸업하고 취직을 하고 나서 다시 불면증이 생겼다. 이 분이 시도한 불면증 해결방법은 처음엔 술이었다. 병원의 인지치료와 상담도 받았으며, 명상과 수행도 하고, 우유를 먹는 등의 대중요법도 하고, 수면베개를 이용하기도 했다. 그러나 그 모든 것이 효과가 미미했고, 수면제, 항우울제 등을 술과 겹쳐 먹게 되는 상황에 이르게 되었다. 그제서야 본인의 방법이 불면증을 벗어나는 데 결코 도움이 되지 않는다는 걸 깨닫고 본원을 찾았다.

언제나 느끼는 것이지만 오랫동안 불면증으로 고생을 해온 사람들은 진실에 대한 이해가 빠르다. 그것은 그동안 자신들의 노력과 의지로 할 수 있는 것을 다 해보면서 그것이 잘못된 것임을 깨달았기 때문이다. 불면증이 있지만 그 기간이 그리 길지 않고 아직 본인의 생각과 의지의 장벽을 만나지 못한 사람일 경우엔 에고의 벽이 두터운 반면, 오래 고생을 하신 분들은 그 벽이 많이 허물어져 있다.

이 분의 근황을 들어보니 수면제를 끊은 지 3일이 되었다. 그 이

전까지 수면제를 먹었다고 해도 3일 정도 먹지 않고 버틴 건 긍정적이었다. 이 분에게 생명작용을 설명하고 잠이 내 뜻이 아닌 근원의 뜻으로 돌아간다는 것을 이해시키자 그것을 잠에 대한 하나의 쉬운 공식으로 받아들였다.

이 분의 그런 태도에서 치유는 충분히 상상할 수 있는 일이었다. 상담을 한 바로 그 날로 10시간이 넘는 잠을 자고 다음 날도 8시간 가까운 잠을 자면서 16년간 시달려온 불면증이 온데간데없이 사라지는 극적인 변화를 체험했다. 그것은 이 분이 오래 다져온 마음공부가 생명원리와 맞물리면서 생명원리를 불면증에서 벗어나는 하나의 간편한 공식으로 이해한 것이 결정적인 이유였다. 더불어서 그렇게 노력을 해왔음에도 자신의 불면증이 왜 낫지 않았는지도 알게 되었다. 잘못을 깨닫고 진실에 대한 회의나 의심이 없으니 치유는 당연한 일이었다.

오랜 수행을 해온 수행자들은 깨달음을 얻은 뒤 진리라는 것이 너무도 쉽고 간단한 것임을 알게 된다. 불면증으로 오랜 시간 고생을 해온 사람들도 그와 비슷한 과정을 겪는다. 불면증을 벗어나기 위해 악전고투를 하면서, 이것도 길이 아니고 저것도 길이 아님을 아는 상태에서 우연히 들은 생명원리의 한마디는 이 분들의 귀를 번쩍 띄게 하고 그 길로 불면증이 사라진다. 그리고 알게 된다. 불면증을 벗어나는 것이 너무도 쉽고 간단하다는 것을. 애를 쓰고 약을 찾아먹을 필요가 없다는 것을. 고생한 만큼 인생이 보이는 것처럼 고생한 만큼 진실이 보이는 것이다.

11 다 마음먹기에 달린 것을 알았어요

- 20대 여대생

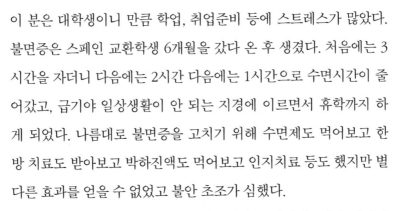

이 분은 대학생이니 만큼 학업, 취업준비 등에 스트레스가 많았다. 불면증은 스페인 교환학생 6개월을 갔다 온 후 생겼다. 처음에는 3시간을 자더니 다음에는 2시간 다음에는 1시간으로 수면시간이 줄어갔고, 급기야 일상생활이 안 되는 지경에 이르면서 휴학까지 하게 되었다. 나름대로 불면증을 고치기 위해 수면제도 먹어보고 한방 치료도 받아보고 박하진액도 먹어보고 인지치료 등도 했지만 별다른 효과를 얻을 수 없었고 불안 초조가 심했다.

이 학생은 생각보다 불면증이 심각하지는 않았다. 상담 전까지 운동을 꾸준히 하면서 어느 정도 입면도 가능했다. 유일한 문제는 중간에 자꾸 깨는 것이었다. 잠을 자주 깨고 숙면을 못하면서 컨디션이 정상이 아니었고, 낮생활이 제대로 되지 않으면서 우울감, 무기력증 등이 생겼다. 그러나 어디에서도 길을 찾을 수 없다는 것이 이 학생을 힘들게 했다. 이 학생이 병원에서 자주 들은 말은 잠에 집착하지 말라는 말이었다. 그러나 불면증이 있는 사람에게 그처럼 쓸데없는 말은 없다. 아무리 잠에 집착하지 않고 싶어도 그런 마음으로 집착이 사라지지 않는다. 필요한 것은 잠에 집착하지 말라는 말이 아니라 집착이 사라지는 지혜를 일깨우는 일이다.

이 학생에게 한 가장 중요한 작업은 잠이 짧든 길든 자신의 잠에 대해 불평하는 것이 아닌 감사하는 마음을 갖게 하는 일이었다. 중간에 잠이 깰 때 특히 그 마음이 중요함을 강조했다. 더불어서 잠을 담당하는 근원에 대한 인식을 제고시켰다. 아무리 적은 잠이라도 감사한다면 잠에 대한 집착이 허물어지고 불평이 없어진다. 잠을 포함한 몸의 모든 생명작용이 근원이 하는 일임을 맥박, 호흡 등의 증거를 통해 설명하자, 잠을 위해 발버둥치던 마음이 생명원리에 대한 자각과 믿음으로 바뀌어갔다. 잠자는 요령 1, 2, 3에 대한 실천도 주문했다.

11월 3일 처음 상담을 한 학생은 첫째 날, 둘째 날, 셋째 날 수면 시간이 점점 늘어났다. 수면변화에 따른 이 학생의 기쁨은 그의 한 마디로 나타났다. "모든 게 마음먹기 나름이라는 걸 알았어요."

그렇다! 세상 모든 일이 마음먹기 나름이다. 불면증 역시 예외가 아니다. 불면증은 생각 하나를 달리 먹음으로써 사라질 수 있다. 이 학생은 스스로 그걸 증명했다. 불면증으로 학교까지 휴학하는 고통을 겪었지만 그것을 통해 모든 것이 마음먹기 나름이라는 소중한 깨달음을 얻었으니, 이 학생은 작은 투자로 평생을 살아갈 큰 이득을 얻은 것이다.

12 바른 신심으로 불면증을 벗어나다

- 신학대학 교수인 40대 남성

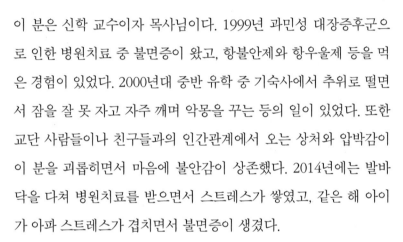

이 분은 신학 교수이자 목사님이다. 1999년 과민성 대장증후군으로 인한 병원치료 중 불면증이 왔고, 항불안제와 항우울제 등을 먹은 경험이 있었다. 2000년대 중반 유학 중 기숙사에서 추위로 떨면서 잠을 잘 못 자고 자주 깨며 악몽을 꾸는 등의 일이 있었다. 또한 교단 사람들이나 친구들과의 인간관계에서 오는 상처와 압박감이 이 분을 괴롭히면서 마음에 불안감이 상존했다. 2014년에는 발바닥을 다쳐 병원치료를 받으면서 스트레스가 쌓였고, 같은 해 아이가 아파 스트레스가 겹치면서 불면증이 생겼다.

이 분은 강의가 없는 날 본원을 내방하였다. 이런저런 고충과 고통을 털어놓는 것을 들으며 나는 이 목사님의 불면증 문제가 자신과 신에 대한 바른 자각을 통해 해결될 수 있음을 직감했다. 다시 말해 이 분은 신을 머리로 이해하는 상태였으며 신의 실체에 대한 바른 앎이 없었다. 신에 대한 바른 앎이 있는 사람에게 불면증은 올 수 없다. 그것은 신에 대한 바른 앎이 바로 신 그 자체인, 생명과 그 생명의 작용에 대한 바른 앎과 필연적으로 맞닿아 있고, 그런 앎이 있는 사람에게 불면증은 있을 수 없기 때문이다. 불면증은 신성과 생명작용에 대한 그릇된 앎이 만들어낸 착각이다.

생명작용에 대한 그릇된 앎이란 무엇인가? 그것이 소화라면 소화에 대한 걱정이다. 그것이 심장박동이라면 심장박동에 대한 걱정이다. 그것이 호흡이라면 호흡에 대한 걱정이다. 걱정은 생명작용에 대한 그릇된 앎의 전형적인 모습이다. 많은 사람들은 자기도 모르게 생명작용에 대한 바른 믿음을 갖고 있다. 소화를 전전긍긍하지 않고, 심장이 멈출까봐 걱정하지 않고, 숨이 멎을까봐 걱정하지 않는다. 이것은 생명작용과 신성에 대한 우리의 바른 믿음을 보여준다.

잠을 걱정하는 것은 생명작용과 신성에 대한 이런 앎과 믿음이 깨진 것이다. 신과 생명작용에 대한 새로운 자각을 갖자 목사님은 그렇게 애를 써도 못 자던 잠을 열흘간이나 내리 푹 잤다. 잠을 못자는 일로 인해 직장과 가정을 잃어버릴지도 모른다는 걱정과 불안도 사라졌다. 그 뒤 약간의 부침이 있긴 했지만 그건 태풍이 지난 뒤 이는 잔물결에 불과했다.

이 목사님의 경우는 신의 실체를 바르게 자각함으로써 생명과 생명작용에 대한 온전한 믿음이 생기고 불면증이 빠른 시간에 사라진 케이스다. 신은 무엇인가? 신은 생명이다. 생명작용은 신의 작용이다. 종교에 따라 진리를 가리키는 손가락은 다양하지만 진리는 언제나 하나다. 그것은 생명 하나로 모아진다. 생명을 알면 진리를 알고 신을 안다. 그것은 하나다.

13 3일 연속 잠을 못 잤어요

- 40대 주부

이 분은 집안사람들과의 관계에서 오는 스트레스가 심했다. 시댁과의 갈등, 시아버지의 핍박, 출산에 이어지는 과도한 집안일, 큰집과의 갈등 등으로 시달리는 과정에서 무기력과 화병이 생겼고 불면증으로 이어졌다. 불면증에서 벗어나기 위해 병원을 찾았으나 뜻밖에 자율신경에 문제가 생겼다는 말을 듣고 오히려 더 큰 충격을 받았다. 그 후 신경정신과에서 수면제, 항우울제 등을 처방받고 한의원에서 심장에 열이 많다는 진단과 함께 한약을 복용했으나 자다가 못 자다가 하는 현상이 반복되면서 지쳐갔다.

본원을 찾아 상담을 청한 것은 3일 연속 날밤을 새면서 더 이상 이래서는 안 되겠다는 판단 때문이었다. 본원에 온 것은 불면증이 생긴 지 약 8개월만의 일이었다. 3일 연속 잠을 못 자서인지 이 분의 마음속엔 '잠을 자야 한다, 자고 싶다'는 욕구가 강했다. 그리고 자신의 불면증으로 인해 피해를 보는 식구들에게 미안한 마음도 있었다.

상담을 하면서 이 분에게 스트레스로 작용해온 '자율신경에 이상이 있다'는 말이라든지, '심장에 열이 많다'는 등의 말에 신경쓸 필요가 없음을 조언했다. 불면증이 있는 사람은 자율신경이 제대로 작동하지 않고, 심장에 열이 있는 것은 자연스런 일이다. 그것 때문에 불면증이 온 것이 아니라 불면증으로 그런 결과가 온 것이다. 따라서 병원이나 한의원에서 들은 말은 본인에게 쓸데없는 불안과 공포를 조성한 것 외에 다른 아무 것도 아니었다. 내 설명에 이 분의 마음은 가라앉았다. 이 분은 자율신경 이상을 고쳐야 하고, 심장에 열이 많은 것을 고쳐야 할 필요가 없었다. 불면증이 사라지면 그건 덩달아 없어지는 일이었다.

끝으로 생명작용에 대한 설명이 추가되었다. 잠이라는 생명작용이 나의 의도와는 상관없이 우주근본의 뜻과 힘으로 일어나는 일임을 이해하도록 돕고, 공감이 일어나도록 이끌었다. 생명작용에 대한 이해는 이해로 그치는 것이 아닌, 공감으로 증명된다. 아는 것이 아니라 공감이 중요한 것이다. 한 시간 반가량의 상담이 끝난 후 이 분은 그날로 7시간의 수면을 취했다.

이전에 3일간 잠을 자지 못해 그렇게 잠이 왔을 거라고 생각하는 건 오해다. 이 분이 달라지지 않았다면, 몸과 마음의 긴장이 이완으로 전환되지 않았다면, 3일이 아니라 일주일도 잠을 못 잘 수 있다. 나는 무려 한 달간이나 잠을 거의 자지 못했다. 이유는 잠이란 놈이 어떻게 오가는지, 내가 어떤 마음을 가져야 하는지 전혀 알지 못해 그저 헤매기만 하는 몸과 마음의 긴장상태를 벗어나지 못했기 때문이다. 잠이 어떻게 오고가는지를 모르기에, 잠이 전혀 오지 않는 상황을 맞이해서 내가 한 건 그저 애를 쓰고 용을 쓴 것이 전부였다. 나뿐만이 아니라 많은 사람들이 그렇게 한다.

몸과 마음이 이완되지 않으면 어떤 형태의 잠도 가능하지 않다.

몸과 마음의 진정한 이완은 어디에서 오는가? 그것은 생명원리의 공감에서 온다. 내가 아니라 신령스런 우주가, 신이, 생명의 근원이 잠을 오가게 한다는 것을 공감할 때 몸과 마음의 긴장이 풀리고 잠이 온다. 잠잘 때 우리의 의식은 정지된다. 근원은 우리의 의식이 정지될 때, 내 생각과 의지를 놓을 때, 우리 몸의 생명작용을 조화와 균형으로 데려간다. 우리는 지금 호흡에 대해, 심장박동에 대해 의식을 놓고 있다. 생각과 의지를 놓고 있다. 그래서 그것들이 온전히 작동하는 것이다.

14 믿을 수 없는 현상입니다

– 공무원인 40대 남성

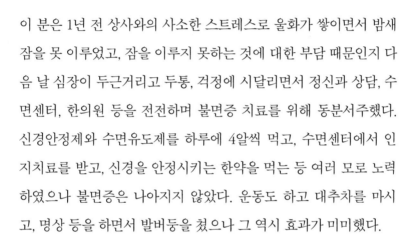

이 분은 1년 전 상사와의 사소한 스트레스로 울화가 쌓이면서 밤새 잠을 못 이루었고, 잠을 이루지 못하는 것에 대한 부담 때문인지 다음 날 심장이 두근거리고 두통, 걱정에 시달리면서 정신과 상담, 수면센터, 한의원 등을 전전하며 불면증 치료를 위해 동분서주했다. 신경안정제와 수면유도제를 하루에 4알씩 먹고, 수면센터에서 인지치료를 받고, 신경을 안정시키는 한약을 먹는 등 여러 모로 노력하였으나 불면증은 나아지지 않았다. 운동도 하고 대추차를 마시고, 명상 등을 하면서 발버둥을 쳤으나 그 역시 효과가 미미했다.

상담을 청할 당시엔 본인의 노력으로 수면제재의 복용은 끊은 상태였으나 한약과 잠에 좋은 먹거리를 먹으며 운동 등을 하고 있었다. 그런 노력의 결과로 입면이 되기는 했지만 입면이 되자마자 바로 깨버리고 다시 잠을 이루지 못하는 등 거의 날밤을 새는 일이 잦았다. 상담을 받은 전날에도 입면 후 30분 정도를 자고 바로 깨어 밤을 꼬박 샌 상태였다. 수면제를 안 먹는 것은 치유에 고무적이었다.

상담에 들어가면서 가장 역점을 둔 것은 잠에 대한 걱정과 불안을 다스리는 일이었다. 다른 사람들도 그렇지만 그런 걱정과 불안은 모두 잘못된 생각에서 빚어진다. 개아의 차원에서 노력하고 애를 쓴다고 잠이 오고가는 것이 아니다. 애를 쓰는 것이 아닌, 편안하고 이완된 마음에 잠이 온다. 그 마음은 무심한 마음이다. 그 무심에는 잠자기 위해 노력하는 내가 없다. 작위적인 노력이 아무 것도 없다. 그런데 잠을 못 자 병원을 찾아가면 마음을 편히 하라고 하고 수면제재를 준다. 이율배반적인 행위를 하는 것이다. 마음을 편히 하는 것은 마음으로 가능하다. 수면제재는 마음을 편히 할 수 없어 먹는 것이다.

생명작용과 생명원리를 설명해 가자, 이 분은 벌써 마음이 편해져 온다고 했다. 조짐이 좋았다. 설명이 진행될수록 반응은 뜨거웠다. 말을 할 때마다 마음이 편해진다는 응답을 해왔다. 그는 상담을 한 바로 그 날 깊은 잠에 빠져들었다. 중간에 깨어 살짝 무서웠지만 내 말을 기억하자 다시 잠에 빠져들었고, 새소리가 들려 눈을 뜨니 아침이었다고 했다. 처음으로 깊은 잠을 잔 이 분의 환희는 대단했다. 다시 태어난 것 같은 느낌까지 들었다고 하였다. 매일매일 잠자는 일이 전쟁이었는데 그 고통이 한순간에 사라지니, 그것이 사라진 기분은 이루 말할 수가 없었다.

전날까지만 해도 잠을 자기 전에 일부러 대추차를 마시고, 잠을 자기 위해 운동을 하고, 잠을 자기 위해 복식호흡을 하고…… 잠을 자기 위해 숱한 노력을 해도 사라지지 않던 불면증이 근원에 대한 자각 하나로 사라진 것을 경험한 그가 잠에서 깬 뒤 제일 먼저 한 행동은 냉장고에서 먹던 한약을 다 꺼내 버린 일이었다. 하룻밤 새 이 분은 알아버린 것이다. 그런 약이 쓸데없다는 것을! 마음에서 일어난 불면증은 마음으로 없애버릴 수 있다는 것을! 먹는 것으로 마음을 다스리려고 하는 것이 얼마나 잘못된 일인가 하는 것을!

이 분은 그 뒤로 너무도 행복했다. 그렇게 안 오던 잠을 원 없이 잤다. 그런데 한 달이 되자 너무도 행복한 자신의 상태에 걱정이 끼어들기 시작했다. 이 분은 다시 잠을 못 잘지도 모른다는 생각이 들었다. 그런 생각은 일부러 조장한 것이 아니었지만 이 분의 의도와는 상관없이 그런 생각이 머리를 들었다.

이 분은 다시 잠을 못 자기 시작했다. 불면증이 재발한 것이다. 다시 잠을 못 자게 되자 내게 들었던 상담내용을 복기하면서 발버둥을 쳤지만 불면증은 나아질 기미가 보이지 않았다. 그러다가 견디지 못할 상황이 되자 다시 도움을 요청해왔다. 전후사정을 들은 나는 호통을 쳤다. 잠을 잘 자면 그냥 그것을 고맙게 여기고 즐기면 될 일을 왜 부정적인 생각을 일으켜 긁어 부스럼을 만들었냐고 꾸짖었다. 내 지적에 잘못을 깨달은 그는 바로 정상수면을 회복했다.

이 분은 나중에 이런 말을 했다. "강남의 그 많은 의사들은 도대체 뭐하는 사람들인지 모르겠어요." 그가 수없이 찾아갔던 병원에서 아무런 희망을 찾을 수 없던 그로서는 당연한 말이었다. 그러나 나는 안다. 그들도 최선을 다한다는 것을. 다만 그들의 최선은 그저 불면증의 표면을 다스리는 일에 머문다. 그것이 그들의 한계다. 불면증을 겪고 죽음과도 같은 고통을 겪고 거기서 빠져나온 경험이 없는 상태에서 지식에 의해 불면증을 치유하는 것은 한계가 있다. 그건 마치 바다에 들어가 보지 않고 바다를 안다고 하는 것이나 같다. 아무리 책을 보고 지식을 쌓아도 그것만으로 그 불면증의 바다

속에 무엇이 있는지, 어떻게 거기서 빠져나올 수 있는지 알기 어렵다. 꽃향기를 직접 맡지 않고 책만 읽고 꽃향기를 안다고 말할 수는 없다. 불면증도 그와 같다.

이 분의 경우는 상담 후 바로 불면증이 사라지고, 나중에 불면증이 다시 재발했지만 생명원리에 대한 나의 조언으로 다시 바로 불면증이 사라진 사라졌다. 연이어 즉각적인 호전이 가능했던 것은 그만큼 생명원리가 진실하고 거기에 대한 이 분의 자각과 믿음이 분명했기 때문이다. 오랜 시간 불면증의 투병으로 고생을 한 분들은 대개 진실과 거짓을 보는 눈을 갖추고 있고 진실에 즉각적으로 반응한다. 이 분도 그런 예였다.

15 마법처럼 불면증이 사라졌어요

- 30대 여성 회사원

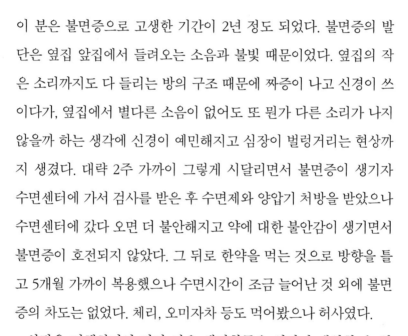

이 분은 불면증으로 고생한 기간이 2년 정도 되었다. 불면증의 발단은 옆집 앞집에서 들려오는 소음과 불빛 때문이었다. 옆집의 작은 소리까지도 다 들리는 방의 구조 때문에 짜증이 나고 신경이 쓰이다가, 옆집에서 별다른 소음이 없어도 또 뭔가 다른 소리가 나지 않을까 하는 생각에 신경이 예민해지고 심장이 벌렁거리는 현상까지 생겼다. 대략 2주 가까이 그렇게 시달리면서 불면증이 생기자 수면센터에 가서 검사를 받은 후 수면제와 양압기 처방을 받았으나 수면센터에 갔다 오면 더 불안해지고 약에 대한 불안감이 생기면서 불면증이 호전되지 않았다. 그 뒤로 한약을 먹는 것으로 방향을 틀고 5개월 가까이 복용했으나 수면시간이 조금 늘어난 것 외에 불면증의 차도는 없었다. 체리, 오미자차 등도 먹어봤으나 허사였다.

상담을 진행하면서 잠과 같은 생명활동은 인간이 개입할 수 없는 생명작용임을 깨닫도록 여러 예를 들어 설명했다. 그리고 잠을 자기 위한 목적을 내려놓고 생명작용의 진실만을 자각하도록 주지시켰다. 그 날 밤 그는 평소 잠자기 전에 늘 하던 일, 즉 반신욕, 오미자즙 마시기, 명상음악 듣기, 안대하기 등의 일체의 행위가 오히려 잠을 방해하는 것임을 깨닫고 그만두었다. 그리고 나에게 들은 생명작용에 대한 자각에 집중했다. 집중이 그리 잘된 것은 아니었다. 딴 생각이 나면 잠시 그 생각을 하다가 다시 생명의 뿌리의식으로 돌아오는 일이 반복되었다. 그런 과정에서 첫날은 11시쯤 잠이 들어 5시에 깨어났다. 다음 날은 심장 벌렁거림 현상마저 사라지고 중간에 깨지 않고 연속으로 4시간을 잤다. 또 다음 날은 11시에 잠들어 6시까지 잤다. 중간에 깨는 일은 가끔 있었지만 그 이전과는 달리 수면의 질이 현저하게 좋아졌다. 잠을 잘 때 늘 있었던 불안감이나 심장 두근거림도 없었다. 단 한 시간의 상담으로 이런 변화가 온 것이 이 분은 믿기지가 않았다. 그러나 그것은 엄연한 현실이었다. 이 분의 말에 의하면 그것은 마법과도 같은 변화였다.

이 분의 경우는 잠의 주체가 자신이 아닌, 근원의 힘임을 자각함으로써 불면증이 사라진 케이스다. 지금 이 순간 잠을 자기 위해 뭔가를 먹고 마시는 분들은 바로 그런 일이 불면을 부르는 숨은 요인임을 알아야 한다. 정상수면은 정상수면을 이루기 위한 특별한 준비가 필요없다. 정상수면은 그저 잘못된 생각과 잘못된 행동을 놓으면 온다. 이 분이 스스로 약을 안 먹고 반신욕을 안 한 것은 그것을 알았기 때문이다. 부처가 되고자 하는 마음이 없는 마음으로 부처가 되듯이, 불면증을 벗어나려는 발버둥이 없는 마음으로 정상수면이 온다. 부처든, 정상수면이든, 그걸 이룬 사람의 마음엔 그저 바른 생각 하나가 있을 뿐이다. 부처를 이루고자 하는 생각도, 불면증을 벗어나려는 생각도 다 헛생각이다.

16 하루만에도 몸이 달라질 수 있다

– 20년차 여성 직장인

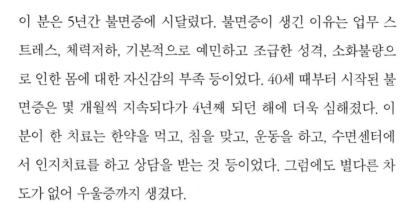

이 분은 5년간 불면증에 시달렸다. 불면증이 생긴 이유는 업무 스트레스, 체력저하, 기본적으로 예민하고 조급한 성격, 소화불량으로 인한 몸에 대한 자신감의 부족 등이었다. 40세 때부터 시작된 불면증은 몇 개월씩 지속되다가 4년째 되던 해에 더욱 심해졌다. 이 분이 한 치료는 한약을 먹고, 침을 맞고, 운동을 하고, 수면센터에서 인지치료를 하고 상담을 받는 것 등이었다. 그럼에도 별다른 차도가 없어 우울증까지 생겼다.

직장일을 할 수 없는 형편에 이르자 휴직을 하러 진단서를 발급받기 위해 병원을 방문했을 때 의사에게 이런 말을 들었다. "몸이 바뀌는 데는 백일 정도 걸리나 드물게 하루만에도 몸이 달라질 수 있습니다. 그것은 자기가 믿고 있던 사실이나 신념이 아니라고 깨치고 받아들이는 경우입니다." 이 말을 들었을 때는 이 분은 과연 그것이 가능한 일인지 의문스러웠다고 했다. 그러나 그런 일이 이 분에게 일어났다.

상담 중 이 분에게 여러 가지 스트레스가 내면에 감정적 응어리로 남아 있는 것이 발견되었다. 불면증은 감정적 응어리와 부분적으로 연결되어 있으므로 일단 그 감정적인 응어리를 푸는 작업에 들어갔다. 감정적 응어리를 해소하는 지혜로운 방법은 응어리를 만든 상황의 원인과 결과를 이해하는 것이다. 이를테면 누가 나를 아프게 했다면 거기엔 어떤 이유가 있으며 그건 언젠가 내가 그를 아프게 한 것이 원인으로 작용했다고 이해하는 식이다. 이런 이해기제가 잘 작동되면 감정적 응어리가 쌓이지 않고 쌓인 응어리 역시 쉽게 해소된다. 이 분에게 그런 이해를 주문한 다음, 생명원리에 대한 이해와 자각을 일깨우고, 이 분이 해온 여러 치유방법들이 잘못 되었음을 설명했다. 몸우주의 생명활동을 하나하나 예를 들어 설명해 나가자 몸의 생명활동이 내가 아닌 근원이 하는 일임을 수긍했다.

이 분은 그날로 깊은 숙면에 들어갔다. 눈을 뜨고 아침을 맞이하는 순간 새로운 삶이 시작되었음을 직감했다. 하루 만에 찾아온 놀라운 변화에 이 분은 놀라고 행복해했다. 새로운 삶이 시작된 것 같다는 그 분의 기쁨에 나는 축하 대신 경고를 보냈다. 기쁨이 아니라 평상심을 가져야 함을! 그리고 그저 진실만을 자각하는 데 집중할 것을 주문했다. 우주에는 고정된 것이 없다. 오늘 잘 잤다고 내일도 잘 잔다는 보장은 없다. 섣부른 기대와 기쁨을 경계하라는 내 충고를 그 분은 주의 깊게 들었다.

내 말을 새겨들은 그녀는 다음 날도 숙면에 빠졌다. 그녀의 불면증은 그것으로 끝이었다. 시간이 경과하면서 다소의 부침은 있었지만 전과는 비교할 수 없는 양질의 수면을 취하게 되었다. 이 분의 경우는 의사의 예언처럼 하룻밤 새 몸이 달라진 케이스다. 이건 이 분만이 아니라, 모든 사람들이 가능한 일이다.

17 이렇게 평생을 살까 두렵습니다

- 30대 여성 강사

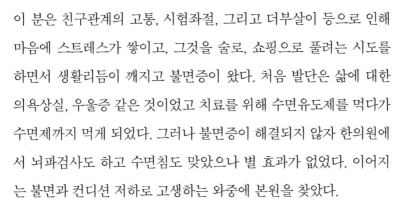

이 분은 친구관계의 고통, 시험좌절, 그리고 더부살이 등으로 인해 마음에 스트레스가 쌓이고, 그것을 술로, 쇼핑으로 풀려는 시도를 하면서 생활리듬이 깨지고 불면증이 왔다. 처음 발단은 삶에 대한 의욕상실, 우울증 같은 것이었고 치료를 위해 수면유도제를 먹다가 수면제까지 먹게 되었다. 그러나 불면증이 해결되지 않자 한의원에서 뇌파검사도 하고 수면침도 맞았으나 별 효과가 없었다. 이어지는 불면과 컨디션 저하로 고생하는 와중에 본원을 찾았다.

이 분의 치유에 가장 역점을 둔 것은 다른 사람들과 마찬가지로 잠에 대한 잘못된 생각을 교정하는 것이었다. 생명원리를 통해 잠을 위한 개아 차원의 시도와 노력이 잘못임을 인지시키고 스스로는 잠을 오가게 할 수 없음을 깨닫게 했다. 또한 몸의 생명작용을 당연한 것으로 여기지 말고 감사한 마음을 갖도록 주문했다. 즉 우리 몸에 피가 잘 돌고 심장이 잘 뛰는 등의 생명작용은 모두 하늘이 하는 일이며 또 우리를 돌보는 일이므로, 그런 작용을 해주는 하늘에 감사함을 갖는 것이 마땅한 마음가짐임을 강조했다. 잠에 대해서도 같은 마음을 가질 것을 주문했다.

1시간 반 가량의 상담 후 첫날은 잠을 잘 잤다. 그런데 다음 날 다시 불안하고 잠이 잘 안 온다는 연락이 왔다. 재상담을 하면서 생명작용에 대한 마음가짐을 다시 한 번 각인시켰다. 상담이 주효했던지 다음 날 다시 정상수면을 취했다. 그 뒤로 눈을 뜨면 아침인 그런 꿀잠이 이어졌다. 심지어는 전화벨소리도 못 들을 정도로 깊은 잠에 빠지기도 했다.

이 분의 경우는 하루 걸러 이틀 만에 2달간 지속되던 불면증이 사라지고 정상수면에 이른 케이스다. 빠른 회복의 키는 자신이 잠에 대해 아무 것도 할 수 없음을 깨닫고 잠에 대해 어떤 마음을 가져야 하는지를 깨달은 것이었다. 이 분은 상담 후 잠자기 전에 늘 하던 아로마 향초, 요가, 명상음악 듣기, 우유 마시기 등을 다 그만두었다. 그런 것들로 잠이 오는 것이 아니라 내 마음을 바로 잡는 것이 핵심이라는 것을 안 것이다.

많은 분들이 잠이 안 올 때 늘 잡다한 일들을 벌린다. 안 마시던 차를 마시고, 안 하던 운동을 하고, 안 하던 향초를 피우고…… 그러나 그건 파도에 일일이 반응하는 것과 같다. 이 파도가 출렁거리면 이 파도에, 저 파도가 출렁거리면 저 파도에 부화뇌동하는 것이다. 그래서는 평생 불면증의 파도를 벗어나지 못한다. 불면증이라는 파도를 빠져나오는 길은 바다 그 자체를 아는 것이다. 바다를 알면 파도는 겁나지 않는다. 그것을 거꾸로 해서는 안 된다. 잠이 안 온다고 이런저런 수단에 목을 매는 사람들은 이것을 가슴에 새겨야 한다.

18 자는 걱정은 하면서 깨는 걱정은 왜 안하나요?

– 교사인 50대 남성

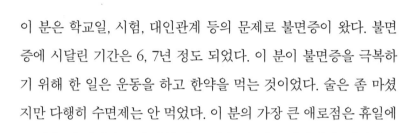

이 분은 학교일, 시험, 대인관계 등의 문제로 불면증이 왔다. 불면증에 시달린 기간은 6, 7년 정도 되었다. 이 분이 불면증을 극복하기 위해 한 일은 운동을 하고 한약을 먹는 것이었다. 술은 좀 마셨지만 다행히 수면제는 안 먹었다. 이 분의 가장 큰 애로점은 휴일에는 잠을 잘 자다가도 출근할 때는 잠을 못 자는 것이었다. 평일에는 출근에 대한 부담으로 자야 한다는 생각을 떨치지 못하는 것이 불면의 원인임을 쉽게 알 수 있었다.

상담이 진행되어도 이 분의 생각은 좀처럼 달라지지 않았다. 출근하기 전날엔 어김없이 잠을 못 자는 일이 반복되었다. 잠을 오고 가게 하는 것이 자신이 아니라 근원의 힘임을 아무리 알아듣게 설명해도, 다음 날 출근을 해야 하는 날이면 어김없이 불면증에 시달렸다. 속된 말로 에고가 강한 분이었다. 그건 그가 내게 한 말로도 여실히 증명되었다. "생면부지의 사람에게 이렇게 매달리는 내 자신이 한심스럽습니다." 그는 내게 불면증을 상담하는 것이 자존심이 상한다고 했다. "모르는 길은 당연히 물어 가야지요. 길도 모르면서 아는 체 하는 것은 더 웃기는 일이고 모르면서도 묻지 않는 것은 교만한 일입니다." 그런 내 말에 자신의 잘못을 인정했지만 그의 생각이 달라지는 것은 아니었다.

그를 위해 특단의 대책이 필요했다. 매일 수면점검을 하던 차에 불현듯 떠오르는 생각이 있었다. 그건 이 분이 늘 잠자는 문제만 걱정했지 잠 깨는 것을 걱정한 적은 없다는 것이었다. 나는 그것을 파고들었다. "잠을 못자는 것은 늘 걱정하시는데 혹시 잠에서 못 깰까봐 걱정하진 않나요?" 그는 그런 걱정은 한 적이 없다고 대답했다. 그의 말이 끝나기가 무섭게 나는 말했다. "자고 깨는 것은 하나의 동전입니다. 자는 것이 다르고 깨는 것이 다른 것이 아니라 자고 깨는 게 하나의 현상이에요. 그런데 본인은 자는 건 걱정하고 깨는 건 걱정 안 합니다. 그것처럼 모순되는 것이 어디 있습니까? 자는 걱정을 한다면 깨는 걱정도 해야 맞습니다. 그렇지 않나요?" 그는 그 말에 충격을 받은 듯했다. "듣고 보니 그렇네요. 자고 깨는 게 둘이 아닌데, 내가 왜 그렇게 생각했는지……"

그의 불면증은 그것으로 해결되었다. 몇 년간 그를 괴롭히던 불면증이 '잠 깨는 것은 왜 걱정하지 않느냐'는 한마디 말에 사라진 것이다. 자기가 모순된 생각을 하고 있었다는 것을 깨달은 순간 불면증이 봄날 아지랑이처럼 사라진 것이다. 이 분의 경우는 철벽 같은 에고가 만든 불면증도 생각 하나를 바꿈으로써 한순간에 사라질 수 있다는 것을 보여준 케이스다. 에고의 벽은 강고하다. 그러나 잘못된 생각으로 쌓아올린 에고의 벽은 바른 생각 하나로 일순간에 무너진다. 모든 불면증은 그렇게 무너진다.

19 가슴이 뛰고 밤이 무서워요

- 30대 여성 회사원

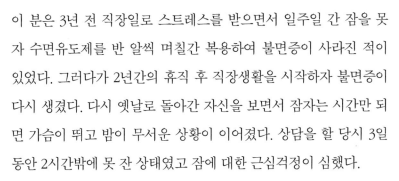

이 분은 3년 전 직장일로 스트레스를 받으면서 일주일 간 잠을 못 자 수면유도제를 반 알씩 며칠간 복용하여 불면증이 사라진 적이 있었다. 그러다가 2년간의 휴직 후 직장생활을 시작하자 불면증이 다시 생겼다. 다시 옛날로 돌아간 자신을 보면서 잠자는 시간만 되면 가슴이 뛰고 밤이 무서운 상황이 이어졌다. 상담을 할 당시 3일 동안 2시간밖에 못 잔 상태였고 잠에 대한 근심걱정이 심했다.

이 분의 상담에서 쓴 건 자동차와 운전수의 비유다. 이것은 앞에 다른 사람들에게도 가끔 썼던 방식으로, 이 방식은 내가 잠을 잔다고 생각하는 사람들에게 언제나 유효하다. 자동차의 시동을 끈 상태가 잠이고 시동을 켠 상태가 잠에서 깨는 것으로 설명했다. 그리고 자동차의 시동을 끄고 켜는 것은 자동차의 마음이 아닌 운전수의 마음임을 이해시켰다. 잠이 안 온다고 근심 걱정에 싸여 있는 것은 자동차가 시동을 끄려는 것이나 같다고 설명하자 본인의 잘못을 크게 깨달았다. 나는 이 분에게 운전수는 자기 안에 있으며 그가 몸 자동차의 시동을 알아서 켜고 끄는 것을 신뢰하라고 했다. 운전수는 전능하므로 아무렇게나 몸을 다뤄서 망가뜨리는 법이 없다는 것도 더불어 주지시켰다. 심장박동, 숨쉬기와 같은 것을 예로 들어 설명하면서 잠에 대한 걱정 불안이 잘못된 것임을 이해시켰다.

상담 직후 불면증은 급속히 호전되었다. 잠을 잘 자게 되자 이 분은 한 가지 질문을 해왔다. 그건 평소 즐기던 커피를 불면증 때문에 억지로 참고 있었는데 그걸 마셔도 되겠느냐는 것이었다. 나는 당연히 마셔도 된다고 했다. 저녁 늦게 마시는 커피만 아니면, 적어도 오전에 마시는 커피는 잠에 아무런 영향이 없고, 그것이 원두커피라면 더 안전함을 알려주었다. 커피를 마셔도 된다고 하자 이 분은 즐겁게 커피를 마시기 시작했다. 그러고도 잠은 아무런 지장이 없었다. 커피에 대한 억압과 긴장이 사라지자 잠은 더 좋아졌다. 이 분은 어느 정도의 적응기를 거치면서 5일 연속 숙면을 취하게 되었고, 그것으로 불면증은 해결되었다.

이 분의 경우는 불면증 때문에 억지로 참고 있던 커피를 마실 수 있게 되면서 억눌렸던 감정이 풀어지고 몸과 마음이 이완되면서 불면증 치유가 보다 큰 효과를 본 케이스다. 물론 생명원리에 대한 자각과 호흡법에 대한 주문은 당연히 있었다. 자동차와 운전수의 관계에 대한 이해로 근원에 대한 자각과 믿음을 가진 것이 치유의 가장 큰 힘이었다. 이것이 치유의 골수라면 다른 것은 살에 불과하다.

지은이 **김명주**

고등학교에서 27년간 불어와 영어를 가르쳤으며, 재직 중 극작가로 등단하였다.

우연한 기회에 명상을 접하고 수행을 하던 중 뜻밖에 찾아온 불면증으로 삶과 죽음의 경계를 오갔다. 그 후 불면증을 벗어나기 위해 많은 노력을 기울였지만 어떤 것도 근본적 해결책이 못됨을 깨닫고 각고의 노력 끝에 불면증의 해법을 깨달아 스스로를 치유하였다.

새로운 삶을 위해 학교를 명퇴하고 서울을 떠나 시골 오지에서 농사를 지으며 수행에 전념하던 중, 불면증에 걸린 사람들이 자신의 조언으로 즉각즉각 낫는 일을 경험하면서, 불면증에 걸린 사람들을 돕는 것을 소명으로 삼고 불면증에 대한 자신의 체험과 깨달음, 30여 년 간의 명상수행을 바탕으로 "하라명상치유의집"(다음카페)을 개설하여 불면증에 걸린 사람들을 돕기 시작했다. 그리고 이를 통해 불면증으로 오랜 세월 고통 받던 사람들이 불면증이 즉각 사라지고 호전되는 믿기 어려운 결과를 얻고 있다.

2002년 명상육아서 『내안에 등불을 든 아이』 출간
2012년 하라명상치유의집 개설
2017년 작품 「달빛에 달은 없고」로 노작희곡문학상 수상
2019년 시인(필명: 김하진) 등단
　　　　시집 『햇살 속을 걸어갑니다』 출간
2020년 *Insomnia can be cured instantly* 아마존 출간

e-mail: moiet@hanmail.net

불면증, 즉각 벗어날 수 있다

초판 1쇄 발행 2017년 7월 31일 | 초판 3쇄 발행 2022년 9월 8일
지은이 김명주 | 펴낸이 김시열
펴낸곳 도서출판 자유문고

　　　(02832) 서울시 성북구 동소문로 67-1 성심빌딩 3층

　　　전화 (02) 2637-8988 | 팩스 (02) 2676-9759

ISBN 978-89-7030-113-6 03510　값 17,000원

http://cafe.daum.net/jayumungo (도서출판 자유문고)